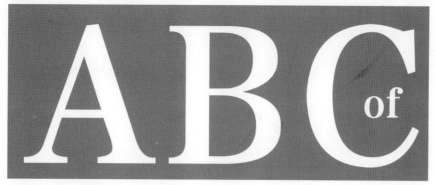

ABC of

Autism

Munib Haroon

自闭症

［英］穆尼布·哈伦 著

张忠丽 译

U0194025

山西出版传媒集团

山西科学技术出版社

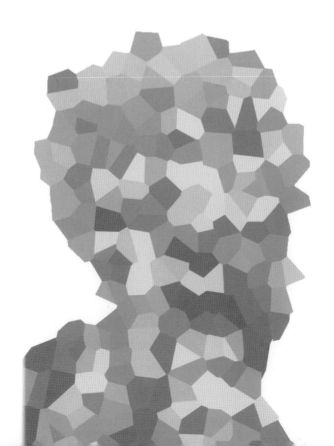

图书在版编目（CIP）数据

ABC 自闭症 /（英）穆尼布·哈伦 (Munib Haroon)
著 ; 张忠丽译 . — 太原 : 山西科学技术出版社，
2022.6

书名原文：ABC of autism by Mubib Haroon

ISBN 978-7-5377-6184-0

Ⅰ . ① A⋯　Ⅱ . ①穆⋯ ②张⋯　Ⅲ . ①孤独症—研究

Ⅳ . ① R749.99

中国版本图书馆 CIP 数据核字（2022）第 086668 号

ABC 自闭症
ABC ZIBIZHENG

出　版　人	阎文凯
著　　　者	（英）穆尼布·哈伦（Munib Haroon）
译　　　者	张忠丽
责 任 编 辑	宋　伟
封 面 设 计	杨宇光

出 版 发 行　山西出版传媒集团·山西科学技术出版社
　　　　　　　地址：太原市建设南路 21 号　邮编　030012

编辑部电话　0351-4922078
发行部电话　0351-4922121
经　　　销　各地新华书店
印　　　刷　山西东智印刷有限公司

开　　　本	890mm×1240mm　1/16
印　　　张	6.5
字　　　数	157 千字
版　　　次	2022 年 8 月第 1 版
印　　　次	2022 年 8 月山西第 1 次印刷
书　　　号	ISBN 978-7-5377-6184-0
定　　　价	65.00 元

版权所有·侵权必究
如发现印装质量问题，影响阅读，请与我社发行部联系调换。

致 谢 ────────────────────────────────

我要感谢所有章节的撰稿人，写书占用了他们的宝贵时间，他们分享了自己的专业知识和见解，而且不介意我没完没了地修改。有一次，他们在度假期间审阅草稿并回复了我。因此，也要向他们的亲人表示最深切的谢意，因为写一本书往往会占用与家人共处的时间。

我们所有人都受益于患者、护理人员、导师、同事、朋友和身边的人（阿斯伯格综合征患者和正常人），他们给予我们灵感、建议，是我们学习的源泉。希望这本书能使读者从他们的集体智慧中获益。

我要感谢 Wiley 的编辑团队，尤其是组稿编辑 James Watson 和项目编辑 Yogalakshmi Mohanakrisnan，他们从构思、酝酿到交稿，最终促成了本书的出版。他们的专家意见非常宝贵，在书稿最后"推进"之前的那次电话令人大为欣慰。

许多人阅读了相关章节并给出了深思熟虑的评论：感谢克莱尔·阿姆斯特朗·罗杰、林恩·德林克沃特、阿努·雷昆达里亚、鲍勃·菲利普斯。其他同事和朋友一直在倾听，提出了他们的想法，给出他们的见解和鼓励，我感谢大家。

最后，我还要感谢索菲对这本书做的全部工作。

Munib Haroon
2018 年 8 月 3 日
英国，哈罗盖特

原著者

Dr Ruth Bevan
性别焦虑症顾问
北部地区性别焦虑症服务，英国纽卡斯尔

Dr Kate Cooper
临床心理学医师 / 巴斯大学名誉讲师
巴斯大学，英国巴斯

Dr Conor Davidson
心理咨询师
利兹自闭症诊断服务，英国利兹

Ms Isabelle Gately
教师
伊丽莎白·加勒特·安德森学校，英国伦敦

Dr Derek Glidden
心理咨询师
诺丁汉变性人健康中心和诺丁汉市阿斯伯格服务中心，英国诺丁汉

Dr Munib Haroon
社区儿科医生顾问
哈罗盖特和地区 NHS 基金会信托基金，英国哈罗盖特

Dr Alwyn Kam
学习障碍精神病学专科医生

利兹自闭症诊断服务（LADS），英国利兹

Dr Keri - Michele Lodge
智力障碍精神病学专科注册医师
利兹自闭症诊断服务，英国利兹

Ms Frances Needham
神经发育服务前临床团队经理
利兹自闭症诊断服务，英国利兹

Dr Mini G. Pillay
儿童和青少年心理（学习障碍）咨询师
韦克菲尔德儿童和青少年心理健康服务（CAMHS），英国韦克菲尔德

Dr Padakkara Saju
心理咨询师
利兹性别认同服务，英国利兹

Dr Monica Shaha
儿童和青少年心理咨询师
英国精神病学事务所，英国杜斯伯里

Dr Alison Stansfield
心理咨询师和临床负责人
利兹自闭症诊断服务，英国利兹

目 录

第一章   自闭症的总体概况 / 1

第二章   自闭症的分类与诊断 / 5

第三章   自闭症的病因 / 9

第四章   儿童自闭症的特征 / 13

第五章   儿童自闭症的评估与诊断 / 19

第六章   自闭症儿童的日常护理 / 26

第七章   自闭症儿童的心理健康 / 34

第八章   自闭症儿童的学校生活 / 40

第九章   成人自闭症的症状与体征 / 46

第十章   成人自闭症的评估与诊断 / 52

第十一章   自闭症成人的心理健康 / 58

第十二章   自闭症成人与学习障碍 / 66

第十三章   自闭症成人的性别认同 / 73

第十四章   自闭症成人的社会生活 / 79

第十五章   自闭症与寿命 / 86

第十六章   自闭症的干预措施 / 92

缩略语 / 97

扫码领取

《ABC自闭症》学习资源

· 微信扫描本书二维码，获取更多学习资源 ·

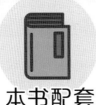

☆配套电子书☆
随时随地尽享阅读

本书配套

进阶提升 → ☆**专业公开课：** 精品课程一网打尽
☆**案例分析：** 实战分析进步更快

知识拓展 → ☆**行业资讯：** 行业前沿资讯速览

学习助手 → ☆**读书笔记：** 在线随时记录、复习
☆**医学社群：** 专业学术交流平台

扫码添加
智能阅读向导

说明：二维码为出版社根据对图书的理解和读者的需求所加，与原版图书和Wiley公司无关。

第一章　自闭症的总体概况

Munib Haroon

> **概述**
>
> · 自闭症是一种常见的神经发育疾病，在人群中的患病率超过 1%。
> · 自闭症的定义是存在社交沟通和社交互动的困难，以及严重程度有所不同的限制性、重复性的行为、兴趣和活动模式。
> · 由于核心特征的变化及相关疾病的存在与否，自闭症的临床表现不同。
> · 自闭症没有治愈方法，但早期干预可以对患者一生的整体幸福感产生重大影响。

定义

自闭症谱系障碍（或自闭症）是一种相对常见的神经发育疾病，其发病基础尚不完全清楚。自闭症的定义是基于社交沟通和社交互动中存在障碍，以及限制性、重复性的行为、兴趣或活动模式（图 1-1）。这些障碍的严重程度差异很大，虽然在儿童时期很明显，但很多患者直到晚年才被发现。

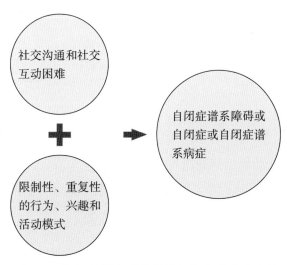

图1-1　自闭症是由两大类特征的存在来定义的

· 1 ·

当提到自闭症时，神经多样性运动对论述的术语产生了很大的影响，对许多人来说，使用"自闭症谱系病症"一词比使用"……障碍"一词更为可取，而障碍的复数形式（如disorders）也经常被用来强调病症的异质性。因此，"自闭症""自闭症谱系障碍"和偶尔出现的"自闭症谱系病症"在本书中可以互换使用（但是出于诊断目的，在临床环境中，以一致的方式使用常规术语以避免混淆仍然是明智的。）。

历史

"自闭症"一词来源于希腊语单词"autos"，意思是"自我"，1910年尤金·布鲁勒（Eugen Bleuler）（图1-2）首次将其用于精神分裂症，用来描述精神分裂症患者退缩到自己的幻想之中。然而，我们现在所认识的自闭症患者最早的临床描述直到多年后才被写出来（尽管研究人员对那些似乎具有自闭症特征的人的较为久远的病历描述有相当大的兴趣）。第一个描述详细的临床报告是由苏哈雷娃（Sukhareva）在1926年写的，也有人认为第一次对自闭症的详细描述应该归功于1943年的利奥·坎纳（Leo Kanner），然后是1944年的汉斯·阿斯伯格（Hans Asperger）。对于谁是"第一"，以及谁知道对方的工作，意见分歧很大——这是一个有争议的领域，不在本书讨论范围内。第二次世界大战前后的几年里，阿斯伯格对这一领域的开创性贡献被忽略了，直到1981年，洛娜·温（Lorna Wing）才将其改写，后者创造了同名术语"阿斯伯格综合征"（Asperger's syndrome）。

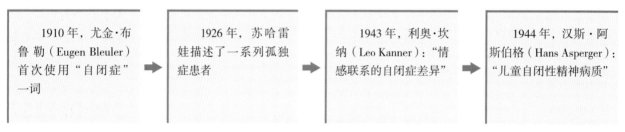

图1-2　一个涉及自闭症早期先驱者的时间表

流行病学

据报道，近几十年来，自闭症的患病率有所上升，在一些大规模的调查中估计超过1%。目前尚不清楚这种上升有多大程度上是由实际发病率增加引起的，也不清楚这种变化是否只是由于公众意识的提高、专业人员的认识提高以及诊断标准的放宽造成的。

大规模研究表明，自闭症的男性发病率是女性的2~3倍。这可能是因为对女性的认知不足，或是因为性别差异。

病因学

关于病因学的争议从一开始就困扰着这种病症。在某些人看来，这是一种由亲子互动导致的获得性病症，在某些方面将病因归咎于母亲的冷漠。在20世纪50年代，布鲁诺·贝特海姆（Bruno Bettelheim）使这一理论得以流行。到20世纪60年代，人们从"基于后天"的解释模型转变为"基于自然"的模型，并进行研究以解决该疾病的生物学基础。这种生物学基础目前还不完全清楚。清楚的是，自闭症有很强的遗传基础，而环境危险因素也有明确的作用。一段时间以来，人们已经知道，患病个体的兄弟姐妹比一般人群更容易患自闭症：这两类人的发病率分别为10%和1%。此外，同卵双胞胎患有自闭症的风险大于异卵双胞胎。最近的研究发现，存在多种候选基因突变，其中许多是不常见的或罕见的，相互作用可能对自闭症表型的表达有影响。目前已经确定的是非遗传危险因素可能与遗传因素相互作用，从而影响个体表型的表达方式。其中一些工作并非没有争议，最值得注意的是一项研究（由《柳叶刀》杂志发表并随后被撤稿）引起了广泛的恐慌，该研究错误地显示了流行性腮腺炎、麻疹和风疹（MMR）疫苗与自闭症之间的关联，并且导致在21世纪初期英国的免疫接种率大幅下降。

临床特征

虽然"自闭症"一词的起源暗示自闭症患者会在社交中退缩并孤立自己，但并不是每个自闭症患者都高度退缩和孤立自己，并且这些在社交中退缩并孤立自己的人群中仅一部分患有这种疾病。术语"谱系"用于表示在患有该病症的不同个体的临床特征中看到的异质性。此外，同一个人的自闭症表型通常在童年期、青春期和成年期的表现不同。

除了核心特征外，自闭症患者还可能出现合并症或相关疾病：情绪障碍、焦虑症、注意力缺陷多动障碍（ADHD）、学习障碍、运动障碍和癫痫。

诊断

理论上，自闭症可以在任何年龄段确诊，但是对2~3岁的儿童做出诊断需要足够自信。目前，英国的平均诊断年龄约为5岁，也有患者在之后的几十年内确诊。这样的晚期诊断发生在许多情况下：在表现细微且与正常智商和言语相关联的情况下；在被照看的儿童中；或者存在严重的学习障碍或其他合并症的情况下，难以识别潜在的自闭症特征。

诊断是基于临床评估做出的，包括病史（发育和精神病学的信息）、检查、其他方面的观察，有时还包括诊断性临床检查工具的使用。目前，尽管血液检查或影像检查可能有助于诊断相关疾病或潜在疾病，但对于本病尚无诊断作用。

治疗

自闭症的核心特征不能通过治疗痊愈或消除。然而，支持，特别是早期干预，可以产生积极的效果，如果发现合并症，则可以进行治疗。在适当的情况下，药物可以用于治疗许多相关的医疗问题和合并症，如睡眠困难、多动症、攻击性、情绪障碍和焦虑。

预后和结果

儿童沟通能力的正常发展轨迹和正常的智商似乎是未来结果的良好预测因素。相关合并症的存在可能会对自闭症患者的生活管理方式产生重大影响，因此，早期识别和处理这些疾病（当它们出现时）非常重要。非生物因素，如朋友和家人的陪伴，以及参加某种社交活动的能力也非常重要，而且比生物因素更具可塑性。

人们越来越认识到，自闭症患者因癫痫和自杀（由于心理疾病）而过早死亡的风险很高，而那些社会沟通困难和认知障碍严重的人可能会在日常生活的许多方面挣扎，包括上学、就业、长期处理人际关系和独立生活状况。但与此同时，许多自闭症患者过着丰富、充实、独立或半独立的生活，同样也为社会做出了宝贵的贡献。每一个患有自闭症的人，就像每个没有自闭症的人一样，都是一个独特的个体，都应该被同样对待。

自闭症的结果：
- 不到 20% 的自闭症成年人有全职工作；
- 不到 20% 的自闭症成年人独立生活；
- 不到 30% 的自闭症成年人有驾驶执照；
- 平均而言，自闭症患者比普通人早 16 年死亡；
- 患有自闭症和学习障碍的患者平均比普通人早 30 年死亡。

延伸阅读

［1］American Psychiatric Association. Diagnostic and Statistical Manual of Mental Disorders, 5th edn. Washington DC: American Psychiatric Association, 2013.

［2］Brett D, Warnell F, McConachie H, Parr J. Factors affecting age at ASD diagnosis in UK: no evidence that diagnosis age has decreased between 2004 and 2014.

［3］Journal of Autism and Developmental Disorders 2016; 46: 1974 – 1984. Kuhn R. Eugen Bleuler's concepts of psychopathology. History of Psychiatry2004; 15: 361 – 366.

［4］Lai MC, Lombardo MV, Baron -Cohen S. Autism. Lancet 2014; 383: 896 – 910. Manouilenko I, Bejerot S. Sukhareva: prior to Asperger and Kanner. NordicJournal of Psychiatry 2015; 69: 479 – 482.

［5］Scottish Intercollegiate Guidelines Network (SIGN). SIGN 145: assessment, diagnosis and interventions for autism spectrum disorders. Edinburgh: SIGN, 2016. Available from: https://www.sign.ac.uk/assets/sign145.pdf. Accessed 15 November 2018.

［6］Volkmar F, Wolf J. When children with autism become adults. World Psychiatry 2013; 12: 79 – 80.

［7］Wolf S. The history of autism. European Child and Adolescent Psychiatry 2004; 13: 201 – 208.

☆配套电子书
☆专业公开课
☆案例分析
☆行业资讯

扫码获取

第二章　自闭症的分类与诊断

Munib Haroon

概述

· 良好的疾病和病症分类系统对于诊断和研究，以及确保专业人员、患者和护理人员之间始终如一的清晰沟通至关重要。

· 自闭症谱系障碍有两种主要的分类系统：诊断和统计手册（DSM）及国际疾病分类（ICD）。

· DSM-5 是最近更新的分类系统。

· "自闭症谱系障碍"一词是对阿斯伯格综合征等病症的总称。

由于多种原因，疾病分类系统是现代医疗保健中的重要工具。它们是建立标准化诊断过程的基础，也是建立和传递基于证据的判断、治疗和预后决策的基础。以一种一致的方式谈论一种病症，不仅有利于处理医患关系，而且可以系统地组织和收集数据，然后将这些数据用于流行病学研究和临床研究。换言之，当一个人说某个人或某个群体患有"自闭症"时，很重要的一点是其他人——包括医生、患者、父母、研究人员、专员和那些做出公共卫生决策的人能够理解并完全清楚"自闭症"的含义，以及做出这一诊断的依据。

然而，自闭症的分类和诊断仍存在一些挑战，尽管这些挑战并非自闭症所独有。首先，自闭症可能被认为是许多具有共同特征的疾病，因此有用的分类需要足够广泛才能考虑到这种变化。然后是缺乏可以帮助我们判断特定患者患有自闭症的敏感和特定的生物标志物（例如遗传或放射学或其他生物学诊断测试）。因此，与其他许多神经发育障碍一样，自闭症谱系障碍是行为定义的病症。

这就引出了什么是"正常"和什么是"异常"的问题。这种类型很难用行为来区分，因为它不是以二元状态存在的，而是以"灰色阴影"的形式存在的。如何识别异常，然后确定异常的确切性质就是一项挑战。例如，这种异常是"躁狂症"还是"多动症"，以及这些个体特征本身是如何分类的（更不用说是整个疾病）？

这是一场持续的辩论，也是医学中一些领域面临的挑战。解决方案的一部分可能在于识别自闭症的生物标志物（如果可以开发的话），以及诊断和分类系统，以便更好地映射到我们对大脑如何运作的不断发展的理解上。

在注意到所有这些之后，我们可以考虑什么能够构成一个好的分类系统，这在表2-1中有概述。

表2-1 良好分类系统的属性

分类	内容
表面效度	被认为是权威的，被使用者所接受，因此很可能被使用而不是被忽视
准确率	同时具有高灵敏度和特异性，因此其标准有助于判断或排除有疑问的诊断
普遍性	易于广泛使用和理解
稳定性	无须进行持续更新，但是可以在需要时及时进行审查和更新
可靠性	具有不同经验的用户对于同一名患者将得出相同的结果
临床效应	可以相对容易地在临床上应用以帮助做出或排除诊断
基于证据	进行了良好的临床研究

来　　源：Baird G, Norbury CF. Social (pragmatic) communication disorders and autism spectrum disorder. Archives of Disease in Childhood 2016; 101: 745 – 751.

使用不同的分类，特别是那些着眼于行为定义条件的分类的实际困难在于：①一个分类系统中的术语可以从一个版本变为另一个版本；②不同分类系统中的术语可能在任何一个时间点发生变化。

对于临床医生和研究人员来说，就提出了许多问题，例如"哪种分类最适合我们使用"？"从一种方案转移到另一种方案（或从一种迭代方案转移到另一种方案）会影响我们的诊断方式吗"？最后是"使用新术语会影响我们以前所做的诊断吗"？

所有这些可能都是一种主张，即主张分类要少而不是多，术语更加标准化，研究生物标志物在分类和诊断中的作用，以及开发这些方案的人之间要更多地合作。

当前分类方案

随着时间的推移，已经提出了几种针对自闭症和相关疾病的分类方案，但使用最广泛的两种方案是美国精神病学协会的《诊断和统计手册》（DSM），该手册现已出版第五版（DSM-5），以及目前处于第十一版的世界卫生组织（WHO）的《国际疾病分类》（ICD-11）。

DSM - 5

DSM-5分类法在美国（也包括欧洲）广泛使用，并于2013年更新。该分类法使用了"自闭症谱系障碍"这一总括术语，而不是之前版本DSM中的术语——"普遍发育障碍"。这一术语现在取代了旧的亚分类（如"自闭症""阿斯伯格综合征""未另行说明的普遍性发育障碍PDD-NOS"），目的是让临床医生和研究人员能够更一致地使用术语。但是有一种观点认为，以前被诊断为阿斯伯格综合征的人将在新的分类中被认为是自闭症谱系障碍（图2-1）。自闭症患者的临床异质性概念不仅体现在"谱系"一词的使用上，还体现在对严重程度和相关特征具体说明的使用上。

除了这些变化之外，自闭症作为一种核心特征为"三重障碍"（社交互动困难；社交沟通困难；

限制性、重复性的行为、兴趣和活动模式）的病症的概念被重新定义。因为认识到这两个组成部分是密不可分的，因此将它们合并为社交沟通和社交互动困难而称为二联体（图2-2）。

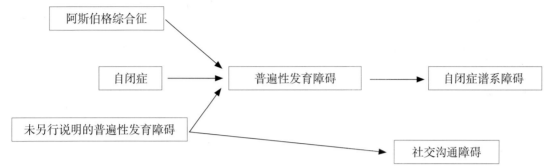

图2-1 在DSM-5中，术语"自闭症谱系障碍"已经取代了"普遍性发育障碍"和"阿斯伯格综合征"等较旧的术语

对于那些没有限制性、重复性行为因素的社交困难者，已制订了一个单独的"社交沟通障碍"标准。在该标准下，包括了一些以前可能属于未另行说明的普遍性发育障碍的人。

根据分类，在存在足够的影响二联体特征的情况下做出诊断。这些特征会影响功能，并严重到需要支持（大量或非常大量的支持）的程度，且其特征自早期发育期就已经存在（尽管这些特征可能会被习得的策略或智力所掩盖，或者在需求超过固有能力之前可能不会变得明显），而不能以智力障碍或全面发育延迟来更好地解释。一旦做出诊断，DSM 允许对自闭症谱系障碍的独立诊断做出一些修正。这包括智力和语言障碍以及其他医学、遗传、神经发育、精神或行为方面的病症（图2-2）。

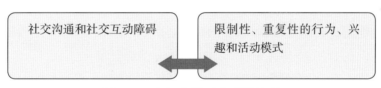

图2-2 自闭症谱系障碍的诊断

自闭症谱系障碍的 DSM-5 分类是基于早期发育阶段就存在的影响二联体的特征，这些特征具有临床意义，目前尚无更好的解释。该方案允许对二联体的每个元素进行严重程度的"分级"，并为诊断附加说明。

ICD - 10

ICD-10 使用了总体术语"普遍发育障碍"，包括"儿童自闭症""非典型自闭症"和"阿斯伯格综合征"。它使用了涉及三联体异常或障碍的概念。

临床医生使用哪个方案? DSM或ICD?

对于自闭症谱系障碍,英国国家卫生与临床优化研究所（NICE）和苏格兰校际指南网络（SIGN）都向英国的临床医生推荐 DSM 或 ICD。重要的是，无论使用哪种方案，它都是最新版本，并且以一致的方式使用，而不是混合匹配的方法。在这方面,重要的是要考虑如何在一个科室内做到这一点，以便能够与患者、家属和其他专业人员进行明确一致的沟通。本书之所以选择使用 DSM-5 分类法,主要是因为它在世界范围内的使用越来越频繁，包括在英国，而且在编写本书时，它是两种分类方案中最新的一种。

阿斯伯格综合征

在 DSM-5 中，"阿斯伯格综合征"这个术语已经被总体术语"自闭症谱系障碍"所"吞没"（因此不再被该分类系统使用），暗示它是这些疾病的一种类型。简单地说，阿斯伯格综合征被定义为一种疾病，这种疾病具有自闭症的许多核心特征，但语言延迟、认知、自我帮助或适应能力方面的临床显著困难并不在其中。以前自闭症和阿斯伯格综合征作为诊断实体的分离，以及阿斯伯格综合征的几种不同诊断标准的存在，都有可能造成困难，包括很难严格界定某项指标具有临床意义时如何判断一个人是否患有自闭症或阿斯伯格综合征。在不同的环境中使用这个术语也有可能出现问题。因此，单独使用更具全局性的术语被认为对临床和研究都有帮助。然而，这种方法也有一些困难。首先，许多人强烈认同阿斯伯格综合征这一术语（并使用自我参照术语"Aspie"），并可能认为自己不同于"一般"自闭症表型；第二，人们认为"阿斯伯格"这个词没有太多的耻辱感，因此在某些情况下使用这个词可能会有好处；第三，由于这个词在正确地应用于某些人时更为狭义，它被认为是一个比仅仅说一个人有"自闭症"更好的描述。在撰写本文时（即 2018 年），尽管 ICD-11 尚未发布，但许多单位选择使用"自闭症谱系障碍"这一总体术语，而不是像过去那样做出阿斯伯格综合征的诊断（本书将使用自闭症谱系障碍代替阿斯伯格综合征）。

病理性需求回避

近年来，人们对"病理性需求回避"（PDA）一词产生了极大的兴趣，并将其作为一种单独诊断，或与自闭症同时作为一种联合诊断。虽然有些人用它来描述自闭症患者（也可能没有自闭症）的一系列复杂行为，但在 DSM-5 中并未将其确定为独立的综合征。

这一术语很可能符合自闭症患者的一系列共现特征，其表现也受到某些社会、家庭和心理健康因素的影响（如同时存在焦虑症、多动症和对立违抗症）。

延伸阅读

［1］American Psychiatric Association. Diagnostic and Statistical Manual of Mental Disorders (fifth edn.). Washington, DC: American Psychiatric Publishing, 2013.

［2］Baird G, Norbury CF. Social (pragmatic) communication disorders and autism spectrum disorder. Archives of Disease in Childhood 2016; 101: 745 - 751.

［3］Gillberg C. A Guide to Asperger Syndrome. Cambridge: Cambridge University Press, 2002.

［4］Green J, Absoud M, Grahame V, et al. Pathological Demand Avoidance: symptoms but not a syndrome. Lancet Child and Adolescent Health 2018; 2: 455 - 464.

［5］World Health Organization. The ICD - 10 Classification of Mental and Behavioural Disorders: Clinical Descriptions and Diagnostic Guidelines. Geneva: World Health Organization, 1992.

第三章 自闭症的病因

Keri-Michele Lodge

> **概述**
>
> · 自闭症谱系障碍（ASD）的病因尚不完全清楚。
> · 目前的证据表明，自闭症是一种多因素疾病，由遗传因素和环境因素之间复杂的相互作用造成。
> · 不常见的是，自闭症是一种特殊的遗传综合征的表现特征。
> · 麻疹、流行性腮腺炎和风疹疫苗与 ASD 之间没有联系。

自闭症谱系障碍（ASD）的病因尚未完全理解，并且还在不断发展。因此，本章将对该主题进行概述。

作为一种临床上的异质性疾病，自闭症在病因学上也具有异质性，不是单一病因的单一疾病。相反，目前的研究表明，自闭症谱系障碍是一种多因素疾病，它是由影响神经发育的遗传因素和环境因素之间复杂的相互作用引起的（图 3-1）。除了赋予个体易感性的遗传特征外，环境因素也会左右那些有遗传倾向的人是否患上自闭症。此外，表观遗传因子在不改变原基因序列的情况下改变基因表达被认为起着重要作用，并且它们本身也受到环境因素的影响。ASD 病因学中涉及的确切的遗传、表观遗传和环境因素尚未完全确定。同样，这些因素相互作用并导致神经发育异常的机制，以及这些因素如何反过来影响大脑功能，都是正在进行的研究课题。

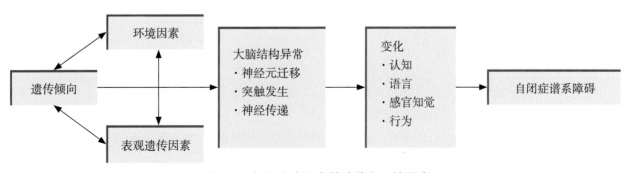

图3-1 自闭症病因中的遗传和环境因素

遗传因素

ASD 有很强的遗传基础。ASD 呈家系聚集，遗传性很强。患 ASD 的风险随着遗传相关性的增加而增加。出生在兄弟姐妹已经患有自闭症的家庭中的儿童患 ASD 的风险要大得多。在异卵双胞胎中，如果其中一个受累，另一个患 ASD 的概率在 10% 左右。在同卵双胞胎中，研究表明这个数字可能高达 82%~92%。此外，ASD 患者的一级亲属在不满足 ASD 诊断标准（称为"阈下特征"或"更广泛的自闭症表型"）的情况下，出现与 ASD 相关特征的可能性增加，如轻度社会理解缺陷和轻度语言功能障碍。

ASD 可能与明确遗传原因的综合征相关，例如脆性 X 综合征、结节性硬化症和 Smith-Lemli-Opitz 综合征。然而，这种情况很少见，加起来只占 ASD 病例的 5%~15%。ASD 的遗传学很复杂。在大多数 ASD 患者中，没有可识别的遗传原因。存在高度渗透性的单基因突变（表 3-1），但可能是少数 ASD 病例的原因。大多数病例可能是由于相对常见的遗传变异造成的，这些变异个体只会导致很小的风险，但当个体中有足够数量的基因变异时，这些变异会相互作用而导致 ASD。在某些情况下，新生的基因突变是 ASD 发展的基础，据报道，父系年龄增加与 ASD 风险增加之间的联系可能是由于年长父亲的后代中存在种系突变。关于父亲和母亲年龄增加与 ASD 风险的研究正在进行中。

表3-1　遗传学术语

名词	解释
外显率	具有特定致病基因变异的个体表达相关表型的比例。在高度渗透性的情况下，携带特定基因变异的人中有很高比例会发展成相关疾病
拷贝数变异	一种结构现象，涉及基因组某一部分的重复拷贝。重复次数因人类个体而异
单核苷酸多态性	基因组中某个点的单核苷酸（腺嘌呤、胸腺嘧啶、胞嘧啶或鸟嘌呤）的变异
基因多效性	单个基因影响多个表型性状的现象

研究人员已经观察了自闭症与遗传变异之间的关系，包括染色体异常、拷贝数变异（CNV）、单核苷酸多态性（SNP）以及其他涉及候选基因的突变。到目前为止，已有数百个候选基因被牵连在一起，研究表明 ASD 易感基因有许多位点（表 3-2）。然而，最近一项对候选基因关联研究的荟萃分析得出结论：先前的研究动力不足。这突出表明需要用更大的样本量进行进一步的研究，以确定可能的候选基因的哪些常见变异会导致 ASD。

表3-2　自闭症病因中候选基因的示例

基因座	基因	作用
2q32	轴突蛋白1	编码一种对神经传递很重要的膜蛋白
7q36.2	转录因子2	编码在中脑和后脑的5-羟色胺能和去甲肾上腺素能核的发育中起重要作用的一种转录因子
16p11.2	丝裂原活化蛋白激酶3	编码在细胞内信号传递中起重要作用的一种蛋白激酶

一些与自闭症相关的基因变异表现出多效性，它们也与精神分裂症和多动症等其他疾病相关，这可能解释了为什么自闭症与许多其他一些疾病相关。

环境因素

除了遗传因素外，一些环境因素被认为在不同的发展阶段是导致自闭症的原因（表 3-2）。然而，这往往是一个有争议的领域。例如，在麻疹、腮腺炎和风疹（MMR）疫苗与 ASD 之间没有发现任何因果关系（表 3-3）。

表3-3 一些被认为与自闭症病因有关的环境因素

发育阶段	示例
出生前	高龄父母
	产妇糖尿病
	接触致畸剂（如母体丙戊酸、有机磷）
	感染（如先天性风疹）
围产期	出生窒息
	早产
	低出生体重
出生后	缺氧
	自身免疫性疾病
	产后感染
	汞和其他环境污染物

自闭症与麻疹、流行性腮腺炎和风疹疫苗：

关于自闭症与麻疹、流行性腮腺炎和风疹（MMR）疫苗之间的潜在联系，有很多争论。最初暗示 MMR 疫苗与 ASD 之间存在联系的研究论文已经被怀疑，2014 年的荟萃分析证实 ASD 和 MMR 疫苗接种（OR 0.84，95%CI 0.70～1.01）或包括硫柳汞的疫苗成分（OR 1.00，95%CI 0.77～1.31）或汞（OR 1.00，95%CI 0.93～1.07）之间没有关系。然而，由于许多人仍然担心给孩子接种疫苗会带来风险，公共卫生疫苗接种率的降低会导致麻疹等可预防疾病的流行率增加的问题。

ASD 的另一个关键不良原因是父母对患病儿童缺乏温暖和情感依恋，这被称为"冰箱妈妈"理论。尽管这一理论现在已经成为历史，但必须指出的是，在一些国家，如法国，它仍然很受追捧，ASD 往往被归咎于糟糕的父母教养或家庭功能障碍。

目前病因学研究的其他关键领域包括激素因素的作用、胃肠道和免疫系统功能障碍及自闭症的形成机理。

结论

我们目前对 ASD 病因的理解是有限的。对于 ASD 背后的复杂遗传、表观遗传和环境因素，与

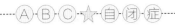

它们之间的相互作用，以及这些因素如何影响大脑的发育和功能，还有许多需要了解的地方。未来在 ASD 诊断测试和新的干预目标方面的研究可能是开发的方向。

延伸阅读

[1] Autism Research Centre, University of Cambridge. Research Projects – Genetics and Proteomics. https://www.autismresearchcentre.com/research_ projects_5. Accessed: 16 November 2018.

[2] Boucher J. Autism Spectrum Disorder: Characteristics, Causes and Practical Issues, 2nd edn. London: Sage Publications, 2017.

[3] Constantino J, Charman T. Diagnosis of autism spectrum disorder: reconciling the syndrome, its diverse origins, and variation in expression. Lancet Neurology 2016; 15: 279 - 291.

[4] de Kluiver H, Buizer - Voskamp JE, Dolan CV, et al. Paternal age and psychiatric disorders: a review. American Journal of Medical Genetics Part B: Neuropsychiatric Genetics 2017; 174: 202 - 213.

[5] Grafodatskaya D, Chung B, Szatmari P, et al. Autism spectrum disorders and epigenetics. Journal of the American Academy of Child and Adolescent Psychiatry 2010; 49: 794 - 809.

[6] Kern JK, Geier DA, Sykes LK, et al. The relationship between mercury and autism: a comprehensive review and discussion. Journal of Trace Elements in Medicine and Biology 2016; 37: 8 - 24.

[7] Taylor LE, Swerdfeger AL, Eslick GD. Vaccines are not associated with autism: an evidence - based meta - analysis of case – control and cohort studies. Vaccine 2014; 32: 3623 - 3629.

[8] Warrier V, Chee V, Smith P, et al. A comprehensive meta - analysis of common genetic variants in autism spectrum conditions. Molecular Autism 2015; 6: 49.

扫码获取
☆配套电子书
☆专业公开课
☆案例分析
☆行业资讯

第四章 儿童自闭症的特征

Munib Haroon

概述

· 自闭症谱系障碍的特征通常可以在很小的时候就被识别出来。

· 这些核心特征在年幼的儿童身上可能并不明显；有时他们只会在青春期，甚至成年后才变得明显，当新的压力源开始发挥作用或社会需求超过一个人的能力时。

· 根据儿童的发育年龄和能力来解释可能的自闭症特征是很重要的。

· 女性的表现可能与男性不同，可能导致诊断延迟。

首要问题

自闭症患者的症状、体征和困难领域千变万化，没有单一的症状特征。

自闭症的核心特征（图4-1）与双重障碍有关（社交沟通和社交互动困难及限制性、重复性的行为、兴趣和活动模式），但除此之外，自闭症儿童还可能表现出许多其他一般性或非特定的特征，尤其是在较小的时候（例如语言延迟）。

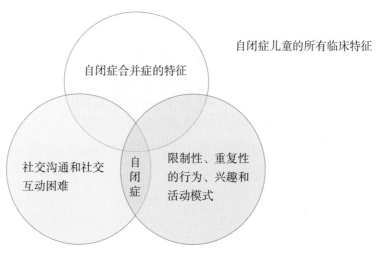

图4-1　自闭症儿童的核心特征

自闭症儿童有许多临床特征。自闭症的核心特征与由二联障碍描述的特征有关，包括社交沟通和社交互动困难，以及限制性、重复性的行为、兴趣和活动模式。自闭症儿童在这两个方面都将遇到困难，并且还可能具有与其他合并症相关的特征。

儿童还会表现出与共生病或相关疾病有关的特征，如多动症、焦虑症、情绪障碍、癫痫和发育协调障碍。当这些疾病存在于未确诊的自闭症儿童身上并加以标记时，它们会掩盖并使人们很难发现自闭症症状的存在。因此，对于临床医生来说，当看到一种疾病的迹象时，要高度怀疑相关疾病，而不要把所有的鸡蛋都放在一个"诊断篮子"里。

正常发育

当涉及言语和社交沟通以及社交互动技巧的发育时，存在着广泛的常态。重要的是，临床医生能够识别何时发育在正常范围内，何时不在正常范围内。发育可能会被推迟——这意味着它遵循正常的路径，但发生的时间比预期的要晚——或者它可能会被打乱。发育的滞后和无序可以同时发生。只有通过与不同年龄和不同能力的儿童一起工作，才能对什么是正常的（以及这个术语有多宽泛）有所了解。表4-1显示了语言、沟通和社交技巧发育的"典型"时间段。

表4-1　不同年龄段的言语、沟通和社交能力

6个月	1岁	18个月	2岁	3岁	4岁
转向熟悉的声音，倾听视线之外的声音	立即响应自己的名字	使用6～20个单词并能理解更多单词	使用50个或更多的单词；可以把两个单词连在一起组成一个简单的句子	调制语音以获得需要的响度和音调，但仍会自言自语	完全听得懂语言
关注并追随父母的脸	含混不清地发出元音和一些辅音；跟随成年人的目光	可以要求使用指向和发声，并查看成年人是否理解	用名字或"我"指代自我；长时间自言自语；重复性的言语	可以参考情绪并表现出同理心	懂笑话，有幽默感
识别面部表情（例如快乐）	玩拍手游戏，并会挥手说"再见"	能遵守简单的指令——"握住我的手"	简单的角色扮演游戏；会转圈；在其他儿童身边，但不与他们一起玩	富有想象力的游戏，包括假装与其他儿童一起玩耍；能够分享玩具	更有想象力；喜欢打扮

对一个年龄段的儿童来说，正常的事情在另一个年龄段也可能是不正常的。例如，2岁儿童不会说单字，言语发育会令人担忧，这可能表明需要对儿童进行自闭症评估，而9个月大的儿童则不会有类似的担忧。很小的儿童会给临床医生带来额外的诊断挑战。例如，2岁以下的儿童可能表现出非特异性的症状，而不是与自闭症相关的典型特征；因此，很难明确做出可靠诊断的最低年龄是多少。

由于自闭症的特征会随着年龄而变化，因此考虑自闭症儿童在不同年龄段的表现是有帮助的，例如学龄前儿童、学龄儿童和年龄较大的青少年。当然，这些群体之间有很多重叠，而后者也会具有与成年人相同的特征（将在单独的章节中讨论）。

男性和女性

在自闭症表达方式上两性之间也可能存在差异：女性在社交沟通和社交互动中通常会遇到更微妙的困难。这可能是因为自闭症女孩天生在这些领域中遇到的困难较少，或者因为随着年龄的增长，她们学会了"掩饰"这些困难（有些人将自闭症女孩描述为有效的"社会模仿者"或"小哲学家"）。两性在兴趣方面也可能存在质的差异，例如，患有自闭症的年轻女孩可能对动物或洋娃娃非常感兴

趣，因为与诊断无关，因此很容易被忽略。最后，就合并症（如多动症）的表现而言，性别之间有差异，对一个女孩或成年女性的诊断难度可能会增加，需要转诊做进一步的评估。

学龄前儿童的自闭症症状

自闭症的特征可以从儿童很小的时候就被注意到，尽管父母有时只能在回顾时说，他们从儿童还是婴儿的时候就注意到了"有些事情不对劲"。虽然英国没有对幼儿进行正式的自闭症筛查，但重要的是，与幼儿长时间共处的保健工作专业人员要了解自闭症的症状和特点，以便他们在看到需要进一步评估的儿童时能够采取适当的行动。

与学龄前自闭症儿童相关的一些症状和特征如下所示。

学龄前儿童自闭症的一些症状和体征：

· 可能有语言的延迟或缺失。其程度可能是可变的，可能会在很短的时间内有临床表现，或需要详细的评估和探索，以寻找自闭症的其他病因。在较大的学龄前儿童中，早期正常的语言模式可能会持续或突出，例如重复性言语或模仿言语。

· 可能会报告儿童无法理解面部表情或无法正确回应他人；同样的，他们也可能看起来像是在盯着别人看。

· 目光接触可能是不寻常的。在使用言语、表情和手势时，儿童可能会避免目光接触或不以正常方式进行眼神接触（例如，当儿童指向感兴趣的物体时，他们通常使用声音和眼神接触来吸引人的注意力）。

· 社交各个方面可能会受到许多的损害：对成人和其他儿童表现出兴趣、轮替、发起社交游戏等活动，以及分享玩具或其他感兴趣和享受的物品（患有自闭症的女孩看起来比男孩更善于社交，至少表面上是这样的）。

· 想象力似乎受到损害，减少或不参加角色扮演游戏。

· 不寻常的手 / 手指或其他运动习惯，如摇摆、旋转或可能很明显地踮起脚尖行走。

· 日常生活的改变会导致儿童变得焦虑或过度不安。例如，他们去托儿所的路线改变了。

· 不正常的兴趣。幼儿可能不会以正常的方式玩玩具。例如，他们可能不会富有想象力地玩动作玩偶，或者可能只对特定的玩具感兴趣（以至于他们的玩耍看起来似乎很痴迷），或者他们可能只对玩具或其他物品的某些部分感兴趣，或者更偏爱于对它们进行排列而不是与它们玩耍。

· 感官兴趣或对某些感官刺激的回避尤其明显。这包括不喜欢某些声音（吸尘器、烟火、儿童哭闹）和 / 或不喜欢触觉（穿袜子、穿衣服、洗头）、味觉和视觉刺激。

被考虑患有自闭症的儿童可能会表现出这些特征中的许多或只有少数，而且正如已经强调的那样，在短暂的临床预约诊疗过程中，这些特征可能一点也不明显。因此，如果对家长所描述的内容及进一步评估的必要性有疑问，则应寻找进一步的信息，例如从学前教育机构获得的信息，这通常可以通过报告的形式或通过使用自闭症特定的筛查工具来获得。有时，更长时间的临床观察，例如安排复查儿童也会有帮助。有些特征会导致老师或看护者把儿童们描述成"只是淘气而已"，但尽

管自闭症儿童和所有儿童一样，也可能是淘气的，重要的却是不要未经深入研究就贴上"淘气"的标签而不试图从表面上探寻。毕竟，如果把"淘气"与其根本原因和解释分开，它真的能被理解和管理吗？

学龄儿童

自闭症学龄儿童所经历的困难可以根据他们的年龄、个人性格和任何相关的疾病的存在而表现出明显不同。

学龄儿童自闭症的一些体征和症状：

· 语言异常，包括正常发育的持续延迟，从轻度困难到完全失语。其他常见的言语特征包括重复言语、模仿言语；音量、音调、重音或语速的异常；代词的异常使用，包括新词（"编造出来"的词）和高级语言在内的不寻常词汇的使用。有些儿童不愿意在社交场合使用语言，而另一些儿童则显得过于唠叨，很难停止谈论某些话题。演讲可能显得过于正式，有些儿童被形容为"小教授"。

· 有些儿童对语言的理解非常肤浅，不懂讽刺或隐喻，这会损害理解力。

· 非语言交流，如眼神交流、表情和手势的使用都会受到影响。

· 社交困难，包括发起或加入他人游戏，或进行其他活动的问题。儿童在遵守普遍理解的社会规范方面会有困难（例如侵犯他人的个人空间或不能容忍他人侵犯他们的个人空间，或难以在图书馆安静下来）。他们可能会在群体中变得不知所措，在与同龄人或成年人相处时表现出质的异常，这可能包括对这类人的厌恶或明显过于友好。女孩们可能会有更微妙的表现，到了这个年龄，她们已经学会了掩饰自己的一些困难。

· 在这个年龄段的儿童中，日常生活存在问题，就像更年幼的儿童一样。尽管随着年龄的增长，有些儿童会比其他儿童隐藏得更好。如果家庭和学校的环境都是严格管理并且可预测的，那么一些儿童在应对日常生活改变方面的困难可能不会被注意到，只有当一个意外的变化发生时（新的老师）或者在过渡时期（出国度假、换学校），这个问题才会被发现。

· 异常的兴趣，与更年幼的儿童一样，自闭症儿童可以有异常强烈的正常兴趣（例如收集星球大战的人物，但只收集和谈论星球大战的人物，对除了星球大战人物之外的任何人物都不感兴趣）；或者有一些对这个年龄段的儿童来说很异常的兴趣（一个8岁的儿童对泰坦尼克号感兴趣，知道它是在哪里制造的、什么时候沉没的，可以精确到时间，以及有多少乘客幸存下来），或者他们的兴趣可能很浓厚但很分散（他们知道"所有"第二次世界大战的坦克，但不知道战争是何时开始的，也不知道为什么开始或者是哪些国家卷入了战争）。对女孩来说，对动物非常浓厚甚至几近"痴迷"的兴趣很容易被忽略，并被当作"所有女孩都感兴趣的东西"，但这种兴趣的程度应该被视为异常的。

· 感官兴趣，其性质可能与更年幼儿童的相似。随着儿童的成长，学龄前阶段所经历的困难可能会持续存在，变得更加明显或性格发生变化。有时，随着时间的推移，这些困难变得不那么明显，而且可能只在压力大的时候或者在过渡时期才会突出。

较大的青少年

幼童的自闭症特征与在青少年时期发生的自闭症特征之间存在大量重叠。此外，许多青少年，尤其是较大年龄的青少年，会具有与成年人相似的特征。参考学龄儿童和成人的表格会很有帮助。

青春期的特点是荷尔蒙的变化，学业、社会需求（包括人际关系）越来越复杂，以及考试的压力，然后离开学校和家庭去上大学或工作。这些压力源可能同时发生，可以有效地揭开迄今为止的环境因素和未被注意到的自闭症特征，并引发相关的疾病，如焦虑和情绪障碍。

男孩

有时坐下来细想，

我想起一个小男孩，一个"什么也做不好的人"。

有人说他是万万没有希望的：

"他有什么机会吗？答案是否定的！"

在学校他不能集中注意力，

他的盘子里只有白色食物，

他那蜘蛛般的笔迹爬满书页，

他变得易勃然大怒，

他不能忍受微小的变化。

其他人都习以为常，

但其他时候他不会参与，

他的情绪可能很难判断，

一点点的噪音就会把他引爆，

一个小孩的哭声，一声老师的咳嗽。

对于数字，他有一种奇怪的冲动，

他的数学能力使他免于被开除。

有人说他坏，有人说他淘气，

有人说，"他说话的样子好像快 40 岁了"！

所以，他们让他在美好的一天来见我们，

问我们"淘气是否会消失"？

经过深思熟虑和停顿之后，

我们终于找到了原因，

所有焦虑和分裂的根源——

他并不坏：他患有自闭症。

延伸阅读

［1］National Institute for Health and Clinical Excellence. Autism Spectrum Disorder in under 19s: recognition, referral, and diagnosis. NICE guideline CG128. London: NICE, 2011. Available from:

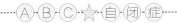

https://www.nice.org.uk/ guidance/cg128. Accessed: 16 November 2018.

[2] Scottish Intercollegiate Guidelines Network (SIGN). SIGN 145: assessment, diagnosis and interventions for autism spectrum disorders. Edinburgh: SIGN, 2016. Available from: https://www.sign.ac.uk/assets/ sign145.pdf. Accessed: 15 November 2018.

[3] Sharma A, Cockerill H. Mary Sheridan's From Birth to Five Years. Abingdon: Routledge, 2014.

☆配套电子书
☆专业公开课
☆案例分析
☆行业资讯

扫码获取

第五章 儿童自闭症的评估与诊断

Munib Haroon

概述

·决定是否推荐儿童进行详细的自闭症评估是基于一系列因素的，包括父母的担忧、发育和家族史、临床评估，以及其他专业人士的信息。

·自闭症评估包括根据全面的病史和检查以及使用其他针对自闭症的特定工具和评估建立详细的患者档案。

·常规上不需要进行血液检查和其他检查。

初次接触

当父母、祖父母、家庭熟人或老师担心儿童可能出现自闭症症状时，他们会带儿童去看家庭医生。这些迹象可能从很小的时候就出现了，但可能还不够突出到足以引起人们的早期担忧。有时，儿童可能只是被认为具有很强的个性（"他只是约翰尼！"），或者父母可能不想引起他们担忧，因为他们害怕被认为是"偏执狂"。

有时候，当儿童长大到一定年龄的时候，这种担忧才会在人们的脑海中显现出来。发生这种情况的原因有很多；有时候，儿童们能够通过"智能化"来自我管理自己的困难，直到"触发"导致"临界点"和自闭症特征的"暴露"。导火索可能是他们所处环境的改变，比如新的家庭关系、学校的改变或其他一些压力源或需求。有时，儿童们是在一个高度结构化、常规化的环境中成长或接受教育的，这样可以减少一些困难的影响，比如那些与日常生活或环境变化有关的困难。重要的是要意识到，这种担忧可能要到晚年才会发生，造成这种情况的原因有很多。

当一个儿童因为被怀疑患有自闭症而被带去看健康专家（如全科医生）时，重要的是要了解不同特征的范围（如第三章所述），并以同情的方式询问他们。像往常一样，获得准确的病史是至关重要的，但对儿童进行检查也是非常重要的，通常最有用的部分可能就是花时间在诊所对其进行观察。在一个繁忙的诊所，时间有限，可能没有机会详细地做这件事，但即使是简单的观察也可能是有益的。同样重要的是要记住，某些特征的存在并不意味着儿童患有自闭症，同样，如果在诊所里没有发现自闭症特征（但父母给出了非常明确的自闭症特征病史），这就需要临床医生付出更多的时间来对儿童进行评估。

除了花更多的时间之外，使用筛查工具也被证明是有帮助的（例如，儿童自闭症谱系测试，CAST；自闭症谱系筛查问卷，ASSQ）。然而，在决定是否需要转诊进行自闭症评估服务时，筛查工具的结果不应是唯一的决定因素。教师或家长的来信对决定是否需要转诊进行自闭症评估也很重要。

在最初进行全科医生会诊时，应收集信息以帮助确定是否需要专家评估。应涵盖的关键领域包括：问题的性质及它与 ASD 诊断标准的关系，以及问题的严重性和范围（它是在一种还是多种情况下发生的）。如果根据最初或随后的讨论，怀疑患者患有 ASD，则应将患者转诊进行自闭症评估。这并不容易做到，需要仔细考虑支持或反对转诊的所有因素（图 5-1）。或者可能需要考虑另一种诊断，并进行适当的转诊。

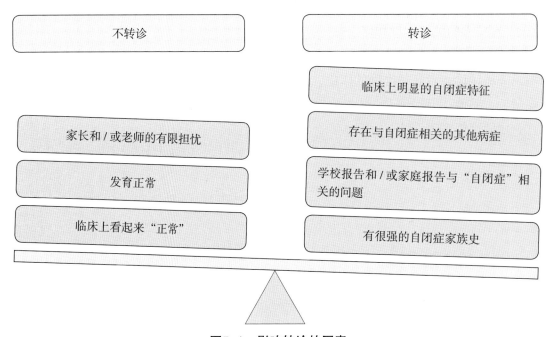

图5-1　影响转诊的因素

转诊还是不转诊？转诊自闭症评估的决定应该通过权衡和探索许多不同的因素来做出，其中一些因素如图 5-1 所示。然而，转诊的决定并不总是直接的。

一些被怀疑患有自闭症而去全科医生诊所寻求帮助的儿童，已经预先诊断出与自闭症有关的疾病。这些疾病包括后文中的神经发育和心理健康状况，以及神经皮肤疾病、杜氏肌营养不良症、癫痫和其他一些遗传综合征，包括唐氏综合征、脆性 X 综合征、雷特综合征、科内利娅－德朗格综合征、威廉姆斯综合征、普拉德－威利综合征和安吉曼综合征。这种情况的存在应该降低转诊的门槛。

专家评估

自闭症专家小组通常会在社区儿科或儿童精神病学或儿童和青少年心理健康服务（CAMHS）环境中进行专业的自闭症评估，而成人通常在心理健康或精神专科环境中进行。是否涉及社区儿科或 CAMHS 取决于当地的委托安排，并且在同一地区可以为较小的儿童（社区儿科）和较大的儿童（CAMHS）提供不同的服务。许多负责进行评估的组织都有自己的具体护理途径，本章将详细说明所述的不同流程是如何执行的。

由于其他医疗问题，或者因为怀疑有自闭症以外的其他病症（例如听力困难），或者因为没有足够的证据需要对自闭症及其他状况进行评估，自闭症团队以外的专业人员可能会参与儿童评估。一旦怀疑患有自闭症，应通过正确的转诊途径将其转诊到专业的团队。

自闭症团队的评估

在考察是否转诊时，自闭症团队可能不推荐自闭症转诊。为了决定是否应进行详细评估，他们将考虑以下几个方面：

- 报告的特征是否提示自闭症？
- 这些特征是否存在于不同的环境？
- 这些特征对儿童和父母 / 看护人有什么影响？
- 父母 / 看护人的关注程度如何？
- 另一种诊断是否更有可能？

如果无法从转诊患者获得准确的印象，自闭症团队通常会在评估之前寻求更多信息，这可能需要向转诊医师、其他医疗保健专业人员、学校或地方当局寻求更多信息。当信息仍然不足时，在某些情况下，他们可能会谨慎地与儿童 / 家人会面，以寻找更进一步的信息。

专业人员之间不必要的来回奔波有可能造成转诊延迟，为了帮助以高效的方式处理转诊，重要的是在第一轮转诊时收集所有相关信息。有些服务有转诊表格，帮助转诊医师确保相关信息已包括在内。

通常情况下，病例将由病例协调人进行管理，其也将作为看护人、患者和转诊医师的联络点，并努力收集相关信息，以便开始评估。

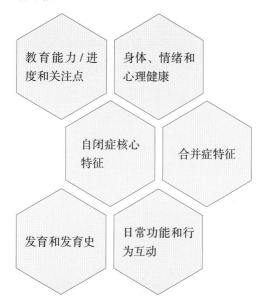

图5-2 完成自闭症评估需要建立的患者档案的不同方面

自闭症评估可建立患者及其周围环境的详细资料。因此，要考虑许多重要领域（图 5-2）。通常，评估所需的大部分信息可以通过父母 / 看护人和患者获取病史，并进行体检，然后尝试从教师等专业人士处收集更多信息。

多角度观察是很重要的，因为自闭症特征虽然存在于不同的环境中，但在某些情况下可能比其他情况更明显。此外，不可能"当场诊断"一个儿童是否患有自闭症，尽管经验丰富的专业人士在评估儿童时通常会有意识或无意识地使用启发式方法，并对结果有一点了解，而这通常被证明是正确的。

病史

要想获得所有相关信息的详细病史记录，需要一个适当的环境、合适的家庭成员/看护人在场，知道要问什么问题，还要有足够的时间。这不是一件可以在不牺牲重要考虑因素的情况下仓促完成的事情，而且在初次接触时没有得到的信息可能在之后的治疗中必须获取，这可能导致拖延或与家人进行额外和不必要的协商。重要的询问领域如下。

记录可能患有自闭症病史时的询问要点：

· 问题是什么？它发生在什么样的环境中？是在家里、学校还是在多个环境中？

· 这些困难对儿童、家庭和同龄人有何影响？

· 时间：问题是从什么时候开始的，是不是变得更糟了？

· 这些能被看到的困难有什么明显的诱因吗？

· 存在哪些自闭症的核心特征：是否存在社交沟通和社交互动困难，以及重复性和限制性的行为、兴趣和活动模式？

· 是否存在其他相关特征，如睡眠问题、癫痫、进食问题、听力问题、自残行为或肠道/膀胱问题？

· 是否有任何特征表明存在与自闭症相关的合并症症状，如多动症、发育性协调障碍、情绪障碍、焦虑症、强迫症、抽搐和图雷特综合征？

· 既往病史应包括产前病史，询问产妇使用酒精、药物情况，询问围生期、分娩期和新生儿期。其他既往病史应询问包括行为、情绪和心理健康的问题。

· 家族病史：除了寻求有关自闭症、听力/语言异常或其他发育状况的家族史的信息外，询问家族中的其他精神病史也非常重要，如情绪和焦虑症、精神病、强迫症、双相情感障碍和人格障碍。

· 发育史：应获得详细的发育史，询问是否有发育延迟或倒退。这可以使用正式的开发工具包，也可以非正式地进行。

· 社交/家族史：这应该包括询问儿童的教育情况，了解他们在学校的管理情况，他们是否有学习障碍，雇用了哪些支持机构，以及他们是否有教育、卫生和保健计划？任何当前或过去涉及社会服务的情况（例如被看护的状态/保障参与）及其原因也很重要。最后，重要的是要清楚家庭结构及儿童一生中发生了哪些变化及其原因，以及询问住房和家庭、就业方面的变化。

进行自闭症评估时，询问病史的目的是帮助确定所转诊的儿童是否患有自闭症，或者是否有其他替代解释来解释他们的表现，并询问可能的合并症和相关病症。

使用与ICD或DSM分类相关的自闭症专用工具可用于补充病史。这些工具包括《自闭症诊断访谈（修订版）》（ADI-R），《发育、维度和诊断访谈》（3Di）以及《社交和沟通障碍诊断访谈》

（DISCO）。所有这些工具都需要经过培训才能使用，并且可能需要大量的时间来管理。对儿童而言，ADI-R 已被证明在辅助诊断方面是可靠的，而 3Di 的数据表明其性能与 ADI-R 相当。

检查

检查是病史的重要补充，需要对不同年龄和不同发育阶段的儿童进行检查。患有自闭症或其他发育或行为障碍的儿童可能会面临某些挑战，例如严重的焦虑导致其不参与社交活动，这些都需要有所预料和计划。初诊时不能做的事情可能要重新安排到另一次会面，但通常在愉快的环境中，得到带着儿童最喜欢的书或玩具的父母／看护人的支持，以及在游戏治疗师的帮助下，一个清晰而平静的解释能够产生奇迹。培养远距离观察儿童的能力也很重要，通过观察他们来了解他们如何与环境和看护人互动。

检查的目的是通过观察与儿童的互动，梳理出自闭症的特征，并帮助考虑鉴别诊断和合并症情况。这也是一个全面检查儿童的机会，并考查他们的总体健康状况，如生长和营养状况，不管是否诊断为自闭症，这些都会受到影响。

在检查儿童时，需要考虑许多因素。可能不能一次检查所有内容，也不可能让一名专业人员详细评估所有相关领域。因此，如果怀疑或担心其他诊断，可能需要转诊到相关服务。

- ·一般评估，包括生长和营养参数；
- ·发育评估；
- ·评估是否存在自闭症体征和特征；
- ·评估是否存在合并症和其他差异；
- ·利用伍德氏灯检查神经纤维瘤病或结节性硬化症的皮肤病灶；
- ·受伤迹象，例如自残或虐待；
- ·先天性异常和畸形特征，包括小头／大头畸形；
- ·异常神经系统的存在，包括细微的特征："软体征"。

自闭症专用诊断仪器可用于补充临床检查。其中包括自闭症诊断观察表 2（ADOS-2），该表为评估儿童提供了一种可靠和有效的方法，可在一小时内完成。自闭症专用工具，如 ADOS 和 ADI-R 应被视为自闭症评估的补充，而不是独立的诊断工具。

其他辅助工具可以帮助了解儿童的长处和困难，并增加背景信息，还能够对评估进行补充，包括从学校或托儿所及其他家庭成员处获取信息，以及在学校或家庭环境中所做的观察。使用专用于自闭症的工具（例如 Gilliam 自闭症评分量表 3，GARS-3）来收集此信息可能会很有用。

苏格兰校际指南网络（SIGN）建议所有自闭症儿童对言语／语言和沟通进行全面评估，并考虑对他们的智力、神经心理和适应能力进行评估。这可以在进行实际诊断之前进行。

鉴别诊断和合并症

全面评估应基于当前的 ICD／DSM 分类（或替代诊断）考虑儿童是否患有自闭症。下文中列出了需要考虑作为替代解释的其他病症。此外，所有这些鉴别诊断都会伴随着自闭症的诊断以及进食、睡眠、自制、便秘和视觉／听觉障碍等功能问题而出现。

评估儿童是否患有自闭症时的重要鉴别诊断：

1. 神经发育，心理健康或行为障碍

- 言语和语言延迟或障碍；
- 智力障碍；
- 全面发育延迟；
- 大脑外伤；
- 发育协调障碍；
- 注意力缺陷多动障碍（ADHD）；
- 品行障碍；
- 对立违抗性障碍；
- 心理疾病；
- 情绪障碍；
- 焦虑症（包括选择性缄默症）；
- 依恋障碍；
- 强迫症。

2. 与退化相关的病症

- 雷特氏综合征；
- 癫痫性脑病。

3. 其他病症

- 听力损伤；
- 严重视力损伤；
- 虐待；
- 遗传／染色体疾病／线粒体：例如脆性 X 综合征、威廉姆斯综合征、普拉德－威利综合征。

生物医学测试

一般而言，常规上不应进行医学检查，而应根据个人情况，考虑是否存在畸形、神经皮肤病变、先天性异常、智力障碍和癫痫的可能性。在认为值得进行基因检测的地方，比较基因组杂交（CGH）阵列和对男性脆性 X 综合征的 DNA 检测被认为是一线测试，常规进行时，可对 14% 的 ASD 患者做出潜在的诊断（95% 置信区间 =7%~22%）。

除诊断自闭症外，还应进行其他检查，如做脑电图以确认癫痫的临床诊断，或通过听力学评估排除听力障碍。

诊断

在查看了所有收集到的信息之后，将根据 ICD 或 DSM 分类确定或排除自闭症的诊断。

对于一个有足够数量涉及二联障碍的慢性特征的儿童，这些特征存在于一个以上的环境中，并且导致了功能或其他损伤，在没有更好的解释的情况下，在评估完成后可以相对直接地做出诊断。

然而，偶尔也会有一些诊断上的不确定性。这种情况尤其发生在 2 岁以下、发育年龄小于 18 个月的儿童、缺乏发育信息的儿童（如被照顾或收养的儿童）、年龄较大的青少年，患有复杂心理健康障碍、感觉障碍、脑瘫或其他运动障碍的儿童。对于诊断不合适但仍有相关或其他问题的儿童，应考虑转诊到其他替代服务机构。在诊断不清楚但有可能的情况下，考虑其他评估可能会有帮助，采取"等等看"的方法或者考虑是否转诊征求第二意见也可能是有益的。

无论决定如何，评估结果应以明确、适合年龄和敏感的方式传达给看护人，并在合适的情况下传达给患者。尽管面对面反馈有很多好处，但也应准备一份书面报告，并在征得家长同意后与全科医生和关键专业人员共享。

延伸阅读

［1］National Institute for Health and Clinical Excellence. Autism Spectrum Disorder in under 19s: recognition, referral, and diagnosis. NICE guide-line CG128. London: NICE, 2011 (updated 2017). Available from: https:// www.nice.org.uk/guidance/cg128. Accessed: 16 November 2018.

［2］Scottish Intercollegiate Guidelines Network (SIGN). SIGN 145: assessment, diagnosis and interventions for autism spectrum disorders. Edinburgh: SIGN, 2016. Available from: https://www.sign.ac.uk/assets/ sign145.pdf. Accessed: 15 November 2018.

扫码获取
☆配套电子书
☆专业公开课
☆案例分析
☆行业资讯

第六章　自闭症儿童的日常护理

Munib Haroon, Monica Shaha, and Mini G. Pillay

概述

- 拥有一个管理日常行为困难的框架是非常有用的。
- 首先定义问题是什么，然后寻求了解它的触发因素可能是一个很好的起点。
- 有许多有用的策略可以教给父母来处理儿童的行为困难。
- 在考虑药物治疗之前，应该尝试行为策略。
- 行为问题可能是自闭症核心表现的一部分，与相关合并症相关，或者是潜在的社会心理或医学问题的结果。

自闭症是无法治愈的，但自闭症儿童的许多日常问题都可以通过适当的策略来处理。这是一个非常大的主题，因此本章仅仅广泛地概述了可能会对专业人士有帮助的实用技术和方法，第十六章将从理论角度探讨更广泛的干预措施。

处理行为问题的框架

管理行为有许多不同的方法。有一种易于理解并可由家长修改的方法，首先要询问问题是什么（图6-1）。

有用的通用策略

有许多有用的通用策略可用于管理或预防问题行为，并对学习有帮助，如下文所示。

预防和管理行为的有用策略：

- **事先做好准备，预防恐慌和问题时期的出现**　自闭症儿童在变化即将到来之前得到警告时，对变化的反应会更好。变化越大，可能需要的警告频率就越高（在变化发生之前，警告可能需要更早启动）。通常，将这些警告与视觉策略配合使用时效果很好。例如，去看牙医可能需要儿童提前几周（口头）做好准备，但是这可能需要通过在线访问牙医的网站来加强，还要让他们经过诊所，如果觉得有必要，可以顺便去诊所看看房间的布局，并与工作人员聊天。

·**可视化时间表**　这可以是一个简单的图表，显示一周中的每一天（上午和下午），用图像显示儿童每天要做什么。它们既可以在学校使用，也可以在家里使用。

·**脱敏**　一种对引发恐惧的情况进行分级暴露的方式。

·**链接和反向链接**　链接包括将任务分解为小步骤，并与儿童一起进行教学／演示／经历所有步骤，然后下次让他们自己做早期步骤。如果成功，则在后续尝试中，儿童将执行该过程中的更多步骤。反向链接基本上是一样的，只是儿童在最后做每个步骤。

·**正强化**　利用奖励来促进良好行为。奖励应该是针对特定的行为（"如果你在接下来的十分钟内把卧室地板上的玩具放进玩具箱"）而不是含糊其词的行为（"去收拾一下"）。奖励可以是玩具、表扬、星图、一次旅行或一次活动的时间。奖励不应该离正在加强的活动时间太远，如果奖励不会在经济上让父母"破产"，那么它总是有帮助的。

·**明确的规则**　有明确的规则和设定界限对自闭症儿童来说非常重要，可以从一开始就阻止问题的发生。这些规则通常需要经常重申。

问题是什么	·用简单但具体的术语描述问题 ·例如，"莎莉离开公共厕所时不洗手"
为什么发生问题	·例如，莎莉不洗手是因为她不喜欢使用肥皂的感觉，还是因为她不喜欢干手器的声音 ·这一点很重要，因为改变行为的策略通常取决于问题发生的原因
你希望发生什么	·在管理具有目标和结果／目的的过程时，临床医生十分熟悉 SMART 原则 ·这些原则是具体的、可衡量的、可实现的、现实的、及时的
我们将如何改变	·这需要一些想象力，以提出不同的可能策略 ·例如"我们要向莎莉证明她不需要使用干手器" ·"我们将随身携带纸巾" ·"我们可以带一些护耳器"（如果问题出在声音上） ·脱敏 ·参见下面的通用策略（表6-1）
我们如何知道事情成功了	·重要的是要制订计划，以监测某些东西是否有效，因为所用的方法随后可以用来解决其他问题。此外，随着时间推移而改善的复杂问题，只有在密切观察的情况下，短期内才可能会变得更好
去做吧	

图6-1　管理日常行为问题的框架

管理社交沟通和社交互动困难

自闭症儿童在社交互动和社交沟通上有困难，但有时问题并不是由自闭症的"核心特征"造成的。自闭症儿童可能会有注意力不集中、焦虑或感观刺激过多等问题。因此，在寻求管理问题时，要考虑用于管理行为的通用框架并首先定义问题的根源，寻求理解问题发生的原因，这一点总是很重要的。

儿童可能需要帮助的领域很多，除了已经概述的一些策略外，还有一些简单的策略可以尝试（表6-1）。然而，他们的证据基础可能并不总是很完善。通常的关键是制订计划，父母或看护人的坚持不懈，保持目标可实现，使用许多赞美和尽可能多的视觉策略。

表6-1　管理社交沟通和社交互动困难的策略

困难	策略
理解情感	父母对情感的语言表达和解释。（"看，爸爸在笑，那表示他很高兴"，或者"你在笑，那表示你很高兴！"） 情感日记 情感温度计 动画和漫画。尽管有专门用于解决此问题的漫画，但是可以使用任何带有清晰表情和准确渲染表情的漫画或动画来教给儿童有关表情和情绪的信息
轮流转换（在游戏中和说话时）	清晰的解释和"规则" 计时器（"你先说一分钟，然后就轮到爸爸了"） 会说话的帽子（"我有帽子，轮到我拼图了，当我把帽子给你的时候，就轮到你了"）
理解言语习惯	以身作则（"看，爸爸在拼图，他会把两块拼起来，然后轮到妈妈了"） 儿童看的时候自言自语："我要去商店看看史密斯先生，并说：'你好，史密斯先生，你今天怎么样？'" 角色扮演 社交故事。专门针对儿童和社交情景的故事，通过展示一个角色采取正确的行为并因此而受到表扬来教导儿童适当的行为。社交故事是非常灵活的工具，可以在多种情况下使用

机械重复

机械重复是自闭症中常见的动作，常与抽搐相混淆（表6-2）。它们可能会致残并导致社会耻辱，影响患者受教育的机会，有时还会导致自我伤害。机械重复动作包括摇摆、头部撞击、手臂拍打、挥舞和手臂晃动。儿童们通常不会觉得这些动作令人不快或有侵扰性，而且随着年龄的增长，这些动作的频率也会降低。这些动作并不是必须加以制止的，但如果这些行为妨碍了生活，引起了不必要的注意（例如来自欺凌者的）或正在伤害某人，则可能需要加以考虑。

表6-2　机械重复与抽搐的异同

机械重复	抽搐
重复的、仪式性的、有节奏的动作姿态或发声	突然的、无意识的、快速的、无节奏的、无目的的、运动性的动作或发声
通常（但不完全）发生在自闭症谱系障碍中	与自闭症没有紧密的关联

续表

机械重复	抽搐
在行为发生之前没有预感的冲动，可以显得愉快	通常与一种预感的冲动联系在一起，一旦抽搐发作结束就有一种解脱的感觉 抑制会导致紧张
他们的模式有些固定	可能会起起伏伏，类型和位置可能会改变
因疲劳、焦虑和压力加大而加重	因疲劳、焦虑和压力加大而加重

父母和专业人员可以通过多种方式帮助儿童克服这些问题。考虑通用的行为管理框架也很重要。

管理机械重复行为的策略：

· 不是所有的问题都能同时解决。从容易调整的行为到更棘手的行为，按层级列出一份清单，有助于制订行动计划。

· 确定机械重复行为在何时何地发生，以及引发它们的诱因。它们是否与无聊、焦虑、寻求感官刺激的行为有关？尽量减少触发因素可能是有用的。如果问题是由焦虑引起的，那么帮助儿童使用管理焦虑的策略是很有用的，例如放松技巧或分散注意力，给儿童提供可以参与的替代反应或行为（例如玩小玩具）。

· 如果他／她独自一人时行为是安全的，那么为儿童提供一个私人空间，让他／她可以在适当的时间安全地从事这些行为也是有益的。

· 请记住，某些行为可能不会减少，必须要接受。

· 如果对诊断有疑问或正在考虑药物治疗，请咨询专科医疗机构。

痴迷、强迫和生活习惯

自闭症患者经常用生活习惯在一个不可预测的世界中创造一种可预测性和安全感。在处理痴迷和生活习惯之前，可以先问以下问题：

· 痴迷或生活习惯是否会限制社交或学习机会，从而对儿童的成长产生影响？

· 无论是对儿童还是对家庭来说，生活习惯是否不切实际？

· 是否会给儿童带来痛苦或不适？

· 是否不安全？

如果答案是"不"，可能就没有必要干预。如果上述任何一个问题的答案是肯定的，那么儿童将需要支持来减少这种行为。

如果认为某种行为需要减少，请考虑图6-1中的行为管理框架和以下几点：

· 儿童从中得到了什么？是为了阻挡感官刺激（如噪音）、寻求感觉（如反复摩擦一块布）还是为了缓解焦虑？通常，这是一个综合的原因，可能需要依次解决。

· 是否需要改变环境？教室是太吵了还是太亮了？可以使用条形灯照明吗？儿童在家里能有一个适合他／她的需要的"安全"空间吗？

· 增加结构性和可预测性。如果是由于对变化的焦虑而导致生活习惯、沉迷或强迫，这可能会有所帮助。在这种情况下，可以使用前一天的可视化时间表，或使用沙漏倒数计时来过渡（例如，是时候该开始睡前刷牙了），或其他减轻焦虑的策略可能会有所帮助。

· 及早干预。一个生活习惯或痴迷建立的时间越长，就越难改变。

· 设定明确、牢固的界限。例如，限制儿童谈论痴迷或生活习惯的时间长度，限制他 / 她可以这样做的场合。

· 奖励期望的行为。这是一个有用的方法，可以在不同方向上改变儿童的行为。同样，采用SMART 方法（具体的、可衡量的、可实现的、现实的、及时的），适度改变和保持持久性可能是关键。

进食困难

在儿童中，挑剔食物是很常见的，不仅仅是自闭症患者。一般来说，如果儿童吃的是主要类别的食物，并且生长良好，则无须过分担心。但是，如果不是这种情况或存在其他相关特征，则应寻求建议。

何时关注儿童的饮食？

· 如果儿童接受的食物少于 20 种；

· 如果儿童拒绝一个或多个食物类别的所有食物；

· 如果儿童出现便秘；

· 如果儿童因饮食而出现蛀牙；

· 体重降低或不能茁壮成长；

· 体重增加过多；

· 显示某种食物类别或其他饮食元素缺乏的行为，例如疲倦或异食癖（吃非食用物品），这可能表明维生素或矿物质缺乏（例如缺铁性贫血）；

· 因饮食问题而缺课；

· 吃东西时咳嗽、窒息，或反复发生胸部感染，特别是在发育迟缓或身体残疾的情况下；

· 错失社交机会，比如儿童和家人因为饮食问题而很少外出。

在积极主动的基础上，可以采用一些有益的策略，帮助问题行为从根深蒂固的状态中摆脱出来，或者帮助缓解，特别是在问题变得严重并且需要专业人员的介入之前。

自闭症谱系障碍儿童的有益进餐策略：

· 有规律的饮食习惯和时间，在固定地点用餐；

· 创建一个安静舒适的环境，有合适的桌子和座位；

· 减少不必要的感官干扰。音乐和电视可能有帮助，但也会有妨碍；

· 与正在吃东西的人坐在一起可以起到一些帮助，另一些人则可能在不被注意的情况下才能集中精力；

· 通过一开始就扩大被接受的食物品种（如不同类型的面包），努力拓宽饮食种类；

· 尝试应用通用策略（表 6-1）。例如，视觉支持和正强化。

睡眠困难

睡眠困难在自闭症儿童中很常见。这些问题包括睡眠不足、难以安顿、半夜或凌晨醒来。这会导致疲劳，影响学习和行为；它也可以对父母和兄弟姐妹产生非常显著的影响。

解决睡眠问题应该着眼于管理行为的框架。了解睡眠困难的任何可能的潜在诱因或因素是非常重要的，因为如果忽略了它们，那么改善情况就会变得困难。

影响自闭症儿童睡眠的因素：

· 焦虑；

· 重复的想法；

· 感觉困难；

· 多动症；

· 缺乏常规；

· 白天睡觉；

· 咖啡因；

· 不合适的环境；

· 医学原因（阻塞性睡眠呼吸暂停、哮喘）。

在解决睡眠困难时，睡眠健康的概念非常重要，虽然它不能解决所有情况下的问题，但在使用处方药之前，它应该成为一个管理基线。

案例简介：

阿德南，9岁，被转诊给儿科医生，因为他一直到午夜才睡，然后在早上6点就醒了。医生仔细记录了病史，建议家人尝试几项措施，看看是否有帮助。根据医生的建议，阿德南的父母在他的卧室增加了一个灯罩，并从晚上8点开始限制他使用iPad。此外，阿德南下午4点喝了最后一杯茶。这一切都有助于他的睡眠。当他回到儿科医生那里时，阿德南也承认他担心被欺负，当这个问题得到解决时，阿德南晚上9点就睡着了，他的父母觉得他不那么疲惫了，也更快乐了。

然而，尽管所有的注意力都集中在行为策略上，通常还是需要一种医学方法。有证据表明褪黑素在解决自闭症儿童的睡眠问题方面是有效的。但是，有几个重要的注意事项需要记住：

· 在尝试过行为干预之前，不应使用褪黑素。

· 褪黑素应由具有专业知识的专业人士开具处方。

· 处方应符合《英国国家儿童处方集》和相关的国家指南。

· 药物治疗应定期检查疗效和不良反应。

· 人们对其长期不良反应知之甚少，因此应谨慎使用，并告知家长可能的不良反应和远期担忧。

感觉障碍

自闭症儿童可以有广泛的感觉兴趣和障碍，这些被认为是自闭症核心表现的一部分。这些障碍会影响五种感官：听觉、视觉、触觉、味觉和嗅觉。虽然并非所有的感觉问题都是难题，但自闭症的感觉问题往往会严重致残，并会影响沟通、互动、教育、睡眠及其他日常活动。很多人都熟悉自闭症患者的过敏反应，但低敏感度也可能是一个难点。

看护人可以尝试采取一些策略来帮助有这些困难的儿童。此外，还有许多基于感官的训练计划和疗法，虽然目前支持其疗效的证据有限，然而除了日常策略外，儿童可以因职业治疗师向其家人提供所有有关如何改变环境和日常活动的建议而受益。

帮助有感觉障碍儿童的策略：

·**声音**。儿童会发现某些声音令人不快或过度刺激。有时可以避免这些声音（如烟花），但这并非总是可行。对于某些声音，脱敏有时可以减少恐惧感（例如，公共厕所中的吹风机），而对于其他声音，则可能需要使用耳塞或护耳器，或依赖耳机或音乐。某些环境比较繁忙，因此在一天中的某些时间也会比较嘈杂。例如，星期六早上第一件事可以是赶公共汽车进城，而不是等到下午，特别是如果有足球比赛，镇上会有很多人的话。

·**视觉**。太阳镜和宽檐帽一样可以在户外使用。在室内，可能需要研究适当的照明。有时候，过度刺激不是来自光线而是来自繁忙的环境，比如教室非常拥挤，墙上和天花板上挂着各种物品。这可能需要调整，以考虑到自闭症儿童的需要。尽管有这些改动，教室或其他环境有时会变化得"太多"，而一些安静的空间可以帮助儿童或年轻人安静下来。

·**触觉**。一些儿童和年轻人在理发、剪指甲及穿某些衣服或接受其组成部分（接缝、拉链和装饰钉）的质地方面可能会有困难。重要的是要认识并接受这是一个问题，并试着看看有什么替代方案，而不是坚持要求儿童必须按原样来管理。脱敏和分级暴露在某些方面有帮助，比如可以提供解释、警告或对容忍某些情况给予奖励（"因为你在剪指甲时很勇敢"）。重要的是要做试验，不要认为困难是无法解决的。在如厕时，触觉问题也很重要。儿童可能不喜欢特定类型的马桶座圈的感觉、脏尿布的感觉或是大便的感觉；或他们可能对粪便的感觉非常感兴趣，这会导致他们到处涂抹大便。在解决这些问题时，要从最重要的问题开始：问题是什么？为什么会发生？是感觉问题还是其他原因引起的？

·**味觉**。味觉障碍会导致儿童饮食受限，有时会影响生长，或者即使没有其他医学问题，也会给家庭带来压力。有用的方法是一次一个地介绍新的口味，使用小份，并给予大量的警示，告知其将要尝试一种新的食物。给予表扬和奖励是有帮助的。

·**嗅觉**。可以避免某些气味，但不可能是所有的气味。有时随身携带一些东西（玩具）来分散其注意力可能很有用。

重要的是要认识到感官过度刺激会让儿童和青少年筋疲力尽，在家里和学校有一个"避难所"是非常重要的。此外，重要的是，在一个过度刺激的环境后，有时间在一个平静的环境中恢复精力。

对不利的感官刺激的预测和预先警告也会有所帮助，因为儿童和青少年如果知道某个事件即将来临，他们可以在心理上更好地为它做好准备。

自闭症与互联网

许多患有自闭症的儿童（和成人）似乎特别喜欢游戏、互联网和社交媒体。这会导致他们在电脑前花费过多的时间，有时会花很多时间在感兴趣的话题上，而这些又会成为不健康或不恰当的痴迷，也会导致面对面的朋友关系、人际关系和提高社交技能的机会减少；它也会占用做作业的时间，影响睡眠。因此，可能需要制订对电脑和电子产品的使用时间，并明确执行规则，最好是在这些产品使用之初，在问题根深蒂固之前就这样做。

但是互联网对教育、网络、社交和娱乐也有很多好处（对每个人来说都是这样的），它可以让自闭症儿童在家里的"安全空间"与其他人进行广泛的互动，并与志同道合的人或有共同兴趣的人建立友谊。然而，这个"安全空间"确实直接连接到一个更广阔的世界，它的积极方面也会对每个人构成威胁，包括自闭症患者，他们特别容易受到欺凌和其他掠夺者的攻击。预防性措施比在问题发生后处理问题更可取，因此，教育和解释对于帮助青少年理解和处理所构成的威胁非常重要。使用适当的安全性、安保和隐私互联网设置很重要，在某些情况下，可能需要有人监督使用或完全限制对互联网的访问。对于自闭症儿童和青少年来说，知道什么时候需要帮助以及他们可以向谁求助也很重要。他们和看护人也必须认识到，有时问题只能通过其他机构来解决，包括学校、社会工作者和警察，这一点很重要。

很少有（但也存在于广为人知的案例中）患有自闭症的青少年（或成年人）会因为"黑客攻击"而触犯法律，这再次证明预防胜于"治愈"。

最后，重要的一点是，不仅计算和信息技术对自闭症患者会有帮助，而且它的存在形式在很大程度上要归功于自闭症患者。

延伸阅读

［1］Association of UK Dieticians. Available from: https://www.bda.uk.com/ foodfacts/autism. Accessed: 19 November 2018.

［2］National Autistic Society. Eating. Available from: www.autism.org.uk/about/ health/eating.aspx. Accessed: 19 November 2018.

［3］National Autistic Society. Obsessions, repetitive behaviour and routines. Availablefrom:www.autism.org. uk/about/behaviour/obsessions - repetitive - routines.aspx#. Accessed: 22 November 2018.

［4］National Autistic Society. Staying safe online. Available from: https://www. autism.org.uk/staying - safe - online. Accessed: 19 November 2018.

［5］Silberman S. Neurotribes. London: Allen and Unwin, 2015.

［6］Williams C, Wright B. How to Live with Autism and Asperger's Syndrome. London: Jessica Kingsley, 2004.

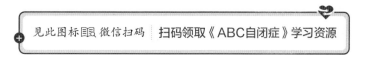

见此图标 微信扫码 扫码领取《ABC自闭症》学习资源

第七章　自闭症儿童的心理健康

Monica Shaha and Mini G. Pillay

概述

· 诊断为 ASD 儿童常见的心理健康问题包括焦虑症、注意缺陷多动症和抑郁症。

· 当与患有自闭症的儿童在一起时，临床医生应降低怀疑其他合并症诊断的门槛。

· 药物治疗并不总是心理健康合并症的第一线治疗方法，也不能治疗潜在的病症。

· 儿童用药的主要建议是"从低开始，缓慢增加"。

自闭症是一种复杂的疾病，存在社交沟通和社交互动方面的困难。这些困难对心理健康问题的识别、评估和治疗提出了许多挑战，特别是在儿童中，表达思想、情感和情绪的困难可能因年龄较小而加剧。

流行病学

估计值不尽相同，但根据一项研究，大约 70% 的自闭症儿童会出现心理健康状况，其中约 40% 患有焦虑症或恐惧症，约 30% 患有注意缺陷多动症。相比之下，其他儿童的总患病率在 10% 左右。英国自闭症协会进行的一项研究（2010 年）研究了最常见的心理健康问题，发现焦虑是最常见的问题（表 7-1）。

表7-1　自闭症儿童最常见的心理健康问题

问题	报告频率（%）
焦虑	85
行为问题：蔑视、不遵守	62
抑郁	36
自残和自伤	33
自杀的想法	27
强迫症	21

评估——一般原则

何时发现疑似心理疾病合并症

鉴于自闭症相关合并症的发生率很高,因此必须降低诊断标准以怀疑可能存在一种或多种疾病。在初级保健机构中,记住这一点并对儿童进行进一步的详细评估是至关重要的第一步。因此,重要的是要意识到除了自闭症之外还存在其他病症的特征。以下概述了其中一些疾病的一般指标。

导致人们怀疑自闭症儿童可能有心理疾病合并症的迹象:

- · 当儿童表现出自闭症核心特征之外的(心理健康)体征和症状时;
- · 自闭症核心特征的恶化;
- · 儿童的基本行为发生突然变化;
- · 一种严重的、失能问题行为(例如严重干扰社会功能的行为);
- · 当儿童对一般的干预措施没有做出预期的反应时。

诊断遮蔽

一旦对一种主要病症做出诊断,就会倾向于将所有其他问题归因于该诊断,从而使其他合并症未得到诊断。

例如,由于发展中的抑郁症或由焦虑症引起的焦虑而导致的社交退缩可能被错误地归因于与儿童或青少年的自闭症有关。由于在诊断和治疗自闭症及在诊断和治疗心理健康困难(例如社区儿科门诊、儿童和青少年心理健康服务)中可能涉及(有时是同时)不同的服务,因此可能会更加复杂。

这一过程也可能朝着另一个方向发展,比如注意缺陷多动症和焦虑症会掩盖潜在的自闭症或相关诊断。

具体病症

抑郁症与自闭症谱系障碍

抑郁症通常以情绪低落为特征,在自闭症儿童中很难识别;然而,这是一种常见的表现,不应被忽视,因为它会对生活的许多方面产生影响。这包括享受日常活动、睡眠、友谊和受教育程度。自闭症患者很难识别,说出悲伤、内疚或羞耻的情绪,也很难向他人表达这些情绪,而这些情绪通常与抑郁症有关。因此,这种病例通常由儿童或青少年的看护人或专业人员发现并报告。

表现特征包括易怒、面部表情改变、行为模式改变及对日常活动失去兴趣。患有自闭症的儿童和青少年可能会限制饮食,还有与自闭症有关的睡眠障碍。然而,在排查可能的抑郁症时,正常食欲和/或睡眠模式的任何变化都是非常重要的。

由于这些特征中的许多特征可能在其表现形式上很微妙,或者被认为是自闭症的一部分,因此它们可能未被识别。临床医生应始终记住询问此类特征,并在出现这些特征时怀疑其是否患有抑郁症。

焦虑与自闭症谱系障碍

在临床环境下，焦虑相关的问题是学龄儿童和青少年自闭症谱系障碍最常见的问题之一。可能有许多诱发因素，如下文所示。

焦虑的诱因：

·改变。如开学或转学之类的大事，或是像更换教师这样的小事。对自闭症儿童来说，日常生活是必不可少的，因为这使他们的世界变得有条理和可预测。

·感官上的过度刺激。例如午餐时间在饭厅里，那里可能有各种各样的气味、喧闹的笑声、椅子的刮擦和很多人的走动。教室里也可能充满了令人分散注意力的感官元素，尤其是当满是儿童的时候。

·焦虑可能会在非结构化的时段发生（例如游戏时间）。

·理解情绪困难。自闭症儿童不仅难以理解自己的情绪，而且还可能以与其他人不同的方式体验这些情绪。例如，对可能演变成焦虑的聚会感到兴奋，然后表现出具有挑战性的行为。

注意缺陷多动症与自闭症谱系障碍

注意缺陷多动症（ADHD）的定义是注意力困难、多动和冲动。ADHD 患者表现出持续的注意力不集中和 / 或干扰功能或发育的多动、冲动。根据 DSM-5，诊断 ADHD 时必须满足的附加条件包括在多个环境中出现超过 6 个月的几个关键症状。

诊断应该考虑到青少年的发育过程，以及 12 岁之前出现的症状。与自闭症一样，ADHD 也会出现感觉障碍和社交障碍，尽管后者是由注意力不集中、多动和冲动等核心特征造成的，而不是社交理解困难。

ADHD 症状会显著延迟对儿童自闭症的辨认。注意力不集中和多动导致破坏性行为的症状在与自闭症相关的社交沟通困难和重复行为出现之前就可以变得很明显。因此，ADHD 的症状可能掩盖了自闭症的核心症状，使这些儿童的诊断变得更加困难，需要高度警惕。

自闭症与强迫症

强迫症（OCD）的基本特征是反复出现强迫思想或强迫行为。这些都可能发生在患有自闭症和非自闭症的儿童身上。强迫症的特征和自闭症固有的限制性和重复性的行为、兴趣和活动模式非常相似，以至于很难区分这两种情况，从而导致将自闭症患者误诊为强迫症。

在这两种情况下，似乎都存在着对常规的、仪式化的语言和非语言行为模式的执着，对变化的抵制和高度限制性的兴趣。然而，自闭症的特征通常是在生命早期就出现的，而强迫症的症状通常出现在婴儿期之后。与自闭症的重复性活动可以使人愉悦并提供一种控制感不同，强迫症的痴迷和强迫被认为是侵入性的或令人不愉快的，患者通常会试图抵制这些行为或制订应对策略来管理它们。

自闭症抽搐

抽搐可以发生在自闭症患者身上，是无意识的、快速的、无节奏的、无目的的运动，或突然发出的叫声。表7-2显示了抽搐可能采取的不同形式。从表面上看，它们可能非常突出，难以抑制。在临床上也很难将它们与其他类型的重复行为区分开来。

表7-2　不同形式的抽搐

	运动抽搐	发声抽搐
简单	眨眼	发出哨声
	眼球转动	清理喉咙
	表情痛苦	喷气声
	耸肩	咳嗽
	四肢和头部抽搐	急速摆动舌头
	腹部紧张	发出呼噜声、动物叫声
复杂	跳动	脱离语境说出的单词或短语
	转动	说出社会上不能接受的话（秽语症）
	触摸物体和其他人	
	淫亵动作或手势（淫亵行为）	重复一个声音、单词或短语（模仿言语）
	重复别人的手势（模仿动作）	

图雷特综合征是一种与自闭症并存的疾病，其特征是多发性抽搐，包括运动性抽搐和发声性抽搐，这些抽搐是慢性的（长期的，从第一次发作起持续一年以上）。

治疗建议

有许多治疗抽搐的有益策略：

·不要引起人们对抽搐的注意；

·避免可能加剧抽搐的压力过大的情况；

·获得足够的睡眠；

·对冲动的屈服，有时抑制抽搐会导致随后的爆发，有时会在一个不恰当的时刻发生。

抽搐和图雷特综合征的药物治疗

即使不能解决根本病因，药物治疗也可以改善图雷特综合征的症状。儿童使用药物时需要注意的是，它们的使用应该是明智的，并且在二级保健专家（有特别兴趣的儿童精神病学家或儿科医生）的监督下用药。使用药物的一般规则是"从低开始，缓慢增加"。通常首先尝试新一代抗精神病药（例如利培酮）。在这个年龄段中，密切监测不良反应以及仔细的治疗前筛查至关重要，通常由二级保健临床医生承担。

干预

有许多干预措施可以使用。虽然它们类似于对没有自闭症的儿童和青少年使用的干预措施，但在自闭症环境中应用时存在一些关键差异。例如，一些干预措施可能需要更长时间才能见效；建立治疗关系可能需要更长时间，需要考虑预约时间的灵活性，重要的是还要考虑使用干预措施的场所。

自闭症谱系障碍相关精神合并症的干预措施：

1.社会心理/非治疗/非药物干预

适用于不同的合并症表现；

可以采取以下形式：父母支持小组、可视化时间表、社交故事、图片/明信片、图书（《200个技巧和策略》）、饮食改变、锻炼和业余爱好的使用。

2.认知行为疗法

适用于焦虑症、强迫症和抑郁症；

自闭症儿童很难理解其他观点，因此认知行为疗法的典型应用可能效果较差。治疗师可能需要增加视觉辅助工具的使用，增加对实际应对策略的重视，减少抽象语言的使用。

3.药物干预

18岁以下的青少年开始使用精神药物只能在儿童和青少年精神科医生或儿科医生的指导下进行，处方应参照《英国国家处方集》《儿童英国国家处方集》，并使用适当的指南（英国国家健康与临床优化研究所）。一个有用的经验法则是"从低开始，缓慢增加"，并仔细监测不良反应。

4.具体药物和适应证

选择性5-羟色胺再摄取抑制剂（SSRIs；用于焦虑症/强迫症/抑郁症）；

抗精神病药物（例如利培酮，用于极度激动、精神病、图雷特综合征）；

注意缺陷多动症药物（例如利他林片）；

褪黑素用于入睡困难。

初级保健与转诊儿童和青少年心理健康服务

对于患有自闭症和可能合并症的儿童或青少年，全科医生具有许多关键作用。

·**第一呼叫人** 全科医生可能是第一个看到有心理健康问题的儿童的医疗保健专业人员，因此应该知道何时怀疑有问题，以及如何获得适当的帮助。他们还可以提供支持服务的指引帮助（例如"联系家庭"目录中的本地自闭症群体）。研究表明，有了正确的支持，自闭症和其他相关困难对家庭的影响可以减少。

·**与儿童的学校保持开放的对话** 学校往往是了解儿童状况的源泉，全科医生可以作为一个重要的渠道，特别是在早期，可以迅速帮助做出诊断。

·**危机管理** 当一个儿童无明显原因而病情发生恶化时，家庭经常会突然不知所措。全科医生很可能是他们的第一呼叫人。仔细记录这种情况非常重要。记住"评估"中提到的领域，不要忘记自闭症儿童可以像其他人一样发展为阑尾炎，但记住这可能是因为行为的突然恶化而发生的，而不是源于精神病。

·**长期陪伴** 患有自闭症和心理健康病症的儿童可能需要从CAMHS过渡到成人心理健康服务。

在这种情况下，全科医生可能是唯一一个在青少年的"健康之旅"中长期陪伴的专业人士。这对于儿童和家庭来说都是可以放心的，并且不能低估这种长期针对患者的专业知识的重要性。

不宜将每个自闭症儿童转诊至CAMHS进行进一步评估，应始终遵循当地或区域性规程。理想情况下，这些将与英国国家卫生与临床优化研究所发布的基于证据的国家级指导意见相关联。但是，在某些"粗略"的情况下，应该强烈考虑转诊至CAMHS。

何时强烈考虑转诊至CAMHS？

· 自我重大风险（例如自杀风险或严重的自我伤害）；

· 伤害他人的风险；

· 挑战性行为影响学校／家庭生活／社会功能；

· 影响学校／家庭生活／社会功能的其他症状。

如果有任何疑问，建议全科医生与当地CAMHS或社区儿科医生沟通以获得进一步的建议。

延伸阅读

［1］Belardinelli C, Raza M, Taneli T. Comorbid behavioural problems and psychiatric disorders in autism spectrum disorders. Journal of Childhood and Developmental Disorders 2016; 2: 1 - 9.

［2］Hirvikoski T, Mittendorfer - Rutz E, Boman M, et al. Premature mortality in autism spectrum disorder. British Journal of Psychiatry 2016; 208: 232 - 238.

［3］Leitner Y. The co - occurrence of autism and attention deficit hyperactivity disorder in children － what do we know? Frontiers in Human Neuroscience 2014; 8: 268.

［4］National Autistic Society (NAS). You need to know. London: NAS, 2010. Available from: www.autism.org.uk/get - involved/campaign/successes/you - need - to - know.aspx. Accessed 19 November 2018.

［5］National Autistic Society (NAS). Understanding anxiety at school. London: NAS, 2017. Available from: www.autism.org.uk/professionals/teachers/ classroom/understanding - anxiety.aspx. Accessed: 19 November 2018.

［6］Schendel DE, Overgaard M, Christensen J, et al. Association of psychiatric and neurological comorbidity with mortality among persons with Autism Spectrum Disorder in a Danish population. JAMA Paediatrics 2016; 170: 243 - 250.

［7］Simonoff E, Pickles A, Charman T, et al. Psychiatric disorders in children with autism spectrum disorders: prevalence, momorbidity, and associated factors in a population derived sample. Journal of the American Academy of Child and Adolescent Psychiatry 2008; 47: 921 - 929.

［8］White SW, Oswald D, Ollendick T, et al. Anxiety in children and adolescents with autism spectrum disorders. Clinical Psychology Review 2009; 29: 216 - 229. doi:10.1016/j.cpr.2009.01.003.

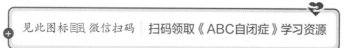

第八章　自闭症儿童的学校生活

Munib Haroon

概述

· 自闭症的核心特征可能会导致上学困难，但也可能由于焦虑、情绪低落、注意力不集中，以及学习和身体残疾而出现问题。

· 在学校的问题行为不仅仅是一个人"调皮"那么简单。当发生这种情况时，应寻找潜在的诱发因素。

· 学校有一系列专业人士，可以向他们寻求额外的建议和支持。

· 可以采取各种措施，无论规模大小，都可以帮助在校学生。支持措施应该有计划地逐步引入，并受到监控。

· 尽管学校是在"包容"和"正常化"的基础上运营的，但有些人仍需要特殊的学校环境或其他安排。

请注意：由于支持供应学校的结构因国家而异（即使在英国，例如英格兰和苏格兰之间的差异），本章重点介绍一般原则。

在学校的挑战

教育在每个人的生活中都至关重要。在学校不仅仅是学习知识，还有组织和社交技能需要发展，建立和培养友谊，以及通过小组工作和运动学习团队合作的技能。这些领域中的许多或全部可能对儿童具有挑战性。自闭症和神经发育正常的儿童都一样。有时，学校带来的挑战甚至在儿童到达教室之前就已经开始了，无论是在校车上与其他同伴打交道，还是在学校门口外排队进入，对于自闭症患者来说都是挑战。

自闭症的核心特征是社交沟通和社交互动困难，以及限制性、重复性的行为、兴趣和活动模式，可能会给某些儿童在学校读书造成困难。焦虑、注意力不集中、情绪低落、学习和身体残疾都构成了挑战（图8-1）。

对于自闭症儿童来说，学校生活的许多方面都可能存在问题。

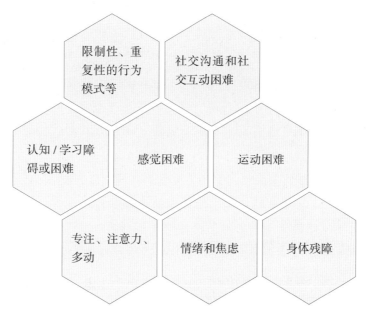

图8-1 自闭症儿童可能会遇到的不同类型的困难和问题

自闭症儿童面临的学校生活方面的挑战：

· 早上起床。多种原因都可能造成早起困难。许多自闭症儿童的睡眠方式受到干扰，这会导致疲倦和注意力不集中，从而影响学习成绩并伴有行为障碍。

· 去上学。一些自闭症儿童在上学路上有一套非常固定的路线，无论是他们需要赶公交车的确切时间，还是他们父母去学校的路线。这方面的一个小的中断可能会导致感知到的过度反应，从而导致行为模式持续数小时甚至更长。有时候，伴随着拥挤和吵闹的公交车旅行，或者正在发生的社交活动的层次或类型，都会带来问题。

· 在学习和娱乐中的同伴互动。即使是微妙的社交沟通和社交互动困难，也会导致对他人的幽默感、讽刺和所说内容字面意义的理解问题。有时，这会导致自闭症儿童被"挑剔"或被欺负，或者让他们意识到自己被人恶意对待，而事实并非如此。欺凌可能是一个非常重要的问题，并可能延伸到网络和社交媒体上，自闭症患者经常被吸引到这个领域。

· 排队。一些自闭症儿童排队一定要在前排（或以其他顺序），如果做不到就可能导致焦虑。

· 坐在地毯上。许多自闭症儿童在活动中坐在教室的地毯上并不困难。对另一些儿童来说，与其他儿童的亲密接触、地毯的感觉或他们怕被弄脏的感觉，都会导致焦虑和其他被认为具有破坏性的行为表现。

· 团队活动。许多（如果不是大多数的话）自闭症儿童更喜欢独自一人或在很小的小组中活动，而不是和几个同龄人在一起。这可能是由于社交沟通和社交互动方面的困难，尽管也可能存在感觉或其他问题。

· 转换。对于自闭症儿童来说，从一种活动过渡到下一种活动，或者从一种环境过渡到另一种活动，可能都是一种挑战。这些可能只是小小的改变，而不是大的改变，通常让儿童花时间做"准备"会很有帮助。

· 运动。自闭症儿童可能会发现一些运动困难，因为相关的运动协调困难，或者因为感觉因素，比如寒冷，或者不想变得泥泞，妨碍他们对于手头任务全身心投入。

· 个人活动。如果儿童因为焦虑或注意力不集中，或者因为任务超出了他们的认知能力或感官负担过重而出现注意力不集中的问题，这也可能是一个困难的领域。

· 考试。自闭症儿童在考试中遇到困难有很多原因。注意力集中困难会妨碍复习和考试成绩，而焦虑的增加也会有类似的影响。

· 休息时间。造成这种困难的原因包括：社交困难、环境的不可预测，或是因为感觉困难。

· 学期开始／结束时。这对儿童的日常生活来说是一个重大的改变，尤其是学校组织的旅行和运动会上有很多不同的活动。同样，更换学校也会是一段困难的时期。

对于每个人来说，重要的是要尝试查明问题，以便能够以适当的方式解决问题。首先要做的事情之一就是接受任何不良行为通常并不是因为儿童在"调皮"。然后，找到行为的潜在诱发因素，因为如果要改变儿童的反应，从"不希望的"变为"希望的"，并且儿童在处理行为方面得到支持，那么就需要找到诱发因素。有时潜在原因是显而易见的，但有时需要一段时间的仔细观察并保留行为日志。询问儿童及其父母认为诱发因素是什么，可能是非常有帮助的。学校常常对解决和处理这些日常问题非常精通。

谁能提供帮助

虽然提供帮助的具体机构因国家而异，但帮助的总体原则是相似的。在英国，一所主流学校里有一名指定的工作人员——特殊教育需求协调员（SENCO）——负责监督特殊教育需求的提供状况。但是，如果学校需要额外的帮助或建议，学校可以向一些专业人士求助。

能够向学校提供关于自闭症儿童的建议的专业人士：

· 特殊教育需求教师；

· 教育心理学家；

· 儿科医生；

· 职业治疗师／物理治疗师、言语和语言治疗师；

· 学校护士；

· 儿童和青少年精神科医生（CAMHS）；

· 支持团体和慈善机构。

在诊断遮蔽的背景下，并非所有"困难"行为都仅归因于儿童的自闭症，因为它可能是由已知或迄今未被诊断的合并症（例如多动症、焦虑症或其他）；或其他一些不相关的医疗病症或问题（例如扁桃体炎或耳朵感染）引起的；或者可能与任何形式的医学问题完全无关（例如欺凌或父母分居）。

当发现有问题行为时

当出现困难时，应该问"为什么会这样？"这样可以制订和实施计划，并可以监测进度。改变儿童的抚养或教育方式不可能一蹴而就，因此，对于老师和父母来说，提出以下问题很重要：

"为什么会这样？"

"我们到底希望发生什么？"

"我们如何才能改变现状？"

"我们将如何衡量/监测变化？"

"如果看不到我们希望的变化，我们该怎么做？"

有许多策略和措施可以随后实施，用来帮助自闭症儿童。

有很多支持性措施和策略对自闭症儿童有帮助。

· 可视化时间表可以帮助儿童们有秩序感和规律感。这些应适合儿童的年龄，易于获取和更新。

· 摆弄玩具可以帮助躁动不安或感觉异常的儿童集中注意力。

· 计时器可以帮助儿童在短时间内集中注意力。

· 适当的座位。确保儿童有合适的座位是非常重要的。一个儿童可以受益于能够始终坐在同一个座位上（日常生活中）。座位应该适合任何身体上的需要，如果离老师近一些，远离分散注意力的元素就更好了。

· 暂停卡/安静区。感觉超负荷或注意力不集中的儿童可以离开教室或转移到远离其他干扰的安静区域，并可从中受益匪浅。

· 一对一支持。助教可以帮助儿童集中注意力，并在学校提供更密切的监督。学生也可以有一个抄写员在规定的时间段内帮助抄写，例如在考试期间。

· 计算机。有精细运动控制困难的自闭症儿童会发现打字比手写容易，他们也可能更容易接受在计算机上的学习方式。

· 整体教室布局。教室的设计可以进行整体改进，以减少感官负担。

· 交通。有些儿童可能有权通过学校理事会或地方当局获得免费接送的服务。

其中一些项目比其他项目更容易落实，另一些则需要拨出特定的资金和资源来采购设备、培训或雇佣工作人员。这通常是一种策略性的、始终如一的努力，然后在儿童需要的时候增加支持措施的数量。有时，需要通过法定或法律层面的框架来提供必要水平的支持。

案例简介：

克雷格在伯明翰上学后不久就被发现是一个孤独的小男孩，他在集体游戏、嘈杂的环境和听口头指令方面都有困难。经过观察，发现他在当例行事情发生变化或从一项活动改为另一项活动时（尤其是在突然或意外的情况下），应对特别困难。

克雷格的父母在家中也注意到了类似问题，在与他们交谈后，班主任安排了与学校特殊教育需求协调员的会面，后者概述了他们在学校支持克雷格所需的帮助，并建议父母拜访他们的全科医生以寻求儿科医生的评估。在等待评估的同时，学校采取了一系列支持措施，包括使用可视化时间表、游戏和交流支持等，并确保克雷格在日常生活中发生任何变化时会得到警告。所有这些都记录在他的个人教育计划（IEP）中。

在接下来的几个学期中，尽管支持水平不断提高，但克雷格遇到了更大的困难，因此 SENCO 向他的父母讲了关于向地方当局申请教育、健康和保健计划（EHCP）的事宜。这将有助于正式记录克雷格的教育、健康和社会护理需求和要求，并为克雷格制订长期目标；同时还将有助于学校申请更多支持，允许从一所学校转移到另一所学校时保持一致性，并在必要时允许克雷格上特殊学校。

虽然未被确诊，但当地政府决定，由于学校已经尽了一切努力，但克雷格没有取得进展，因此 EHCP 是合适的。他们决定完成一项评估，包括来自家庭、学校、儿科医生和教育心理学家的信息。经过协商，EHCP 在 20 周内完成。

学年快结束时，克雷格接受了评估，并被诊断为自闭症。医生认为一所特殊学校对他来说是一个更合适的环境。他的父母参观了两所特殊的学校，选择了离家较近的一所，经过艰难的过渡，克雷格在第二年 9 月很好地适应了新的班级。

包容性、正常化和环境

由于有了神经多样性运动，如今的学校在"包容性"和"正常化"的基础上开展工作。这些规定指出，残障人士或精神障碍者应该能够与没有这种困难的人过上尽可能相似的生活，应当欢迎和支持他们带给社会的多样性。

在教育方面，这意味着患有自闭症的与没有自闭症的青少年应受到同等的待遇，并在可能的情况下做出合理的调整。然而，有时主流环境不适合自闭症儿童，需要在另一个场所提供教育（图8-2）。

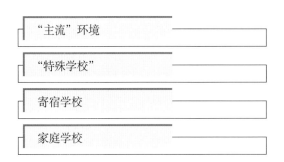

"主流"环境

"特殊学校"

寄宿学校

家庭学校

图8-2　一些自闭症儿童需要在不同的环境中接受教育

对于特定类型的儿童，什么样的环境最适合，没有硬性规定。每个儿童都应该作为一个个体来评估，考虑到他们的需要，应同时密切关注家庭的需要和偏好。

总结

对许多儿童来说，学校是一个充满挑战的环境，尤其是那些患有自闭症的儿童。解决问题的方法是不要给儿童贴上"淘气"的标签，并思考这种行为是自闭症的表现还是其他一些隐藏的问题。应当从策略上系统地解决困难，并根据需要逐步增加所需的支持措施。有时需要进行法定评估，并考虑主流环境是否是儿童生活和学习的最佳场所。

延伸阅读

［1］Boucher J. Autism Spectrum Disorder: Characteristics, Causes and Practical Issues, 2nd edn. London: Sage Publications, 2017.

［2］National Autistic Society. www.autism.org.uk.

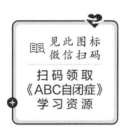

第九章　成人自闭症的症状与体征

Alison Stansfield

> **概述**
>
> ·成年自闭症可能与儿童自闭症有很大的不同。
> ·成年自闭症的症状与儿童的基本相同，但可以通过成熟和智力来掩盖，从而实现代偿性学习和适应。

成年自闭症是什么样子

在某种程度上，这一主题已经在第四章中讨论过了，但在这里还需要简短地重复一下，因为自闭症在成年后可能会表现得非常不同。这可能导致缺乏认识和理解，从而延误评估和后续的诊断。

自闭症是一种由行为症状组成的综合征，其中一些症状表现为缺乏"社会本能"（即本能地知道在社交场合中该做什么或如何表现）。申请心理健康服务的成年人可能依靠一种理性的方式解决了他们的困难（观察和模仿他人的行为），并能以各种各样的伪装方式表现出来，从而合理而成功地协调了生活。关于自闭症患者是火车司机、计算机技术人员和工程师的讽刺说法与事实相去甚远。他们可能是理发师、理疗师、讲师或医生。公众对自闭症的看法可能是错误的。没有明显残疾的自闭症成年人在与意想不到的社交情况做斗争时，会感到不宽容。希望近些年来媒体对自闭症的广泛宣传将有助于纠正大众的看法。

成人自闭症的症状——需要注意什么

自闭症缺乏"社会本能"可以表现为笨拙或不寻常的社交互动方式。

社交互动可能是笨拙或不寻常的，成年自闭症患者会如何表现？

·他们可能会回答问题，但不会试图以此为基础来保持来回的对话。或者如果问题是他们特别感兴趣的，他们可能会长篇大论，很难打断谈话，似乎忽略了结束谈话的任何非语言或口头暗示（因为他们不理解暗示）。

·社交暗示的困难意味着他们可能会侵入个人空间或以一种让人感觉过于亲近的方式进行互动。

- 他们可能无法保持一致的目光接触，可能是回避的、短暂的，或者他们可能会专注地凝视。
- 他们可能在理解口头和非口头语言方面遇到问题，例如：
  - 面部表情不协调或根本没有；
  - 不正常的语调（单调或高音）或意外的口音；
  - 看似重复且与对话无关的手势；
  - 对谈话的内容只有字面的理解，明显对讽刺或笑话理解困难。

如果其表现提示成人自闭症，尤其是智力正常或高智力的人，则应考虑病史或观察结果中的其他一般性问题。

对于智力正常或高智力的人，可能提示需要转诊进行全面的自闭症评估的一些特征：
- 在社交场合幼稚或不恰当的行为或语言（过于亲近）。
- 学究式的语言和糟糕的非语言交流（夸张或有限的手势）。
- 笨拙、古怪的姿势。
- 尽管有智力，但似乎缺乏常识。
- 明显缺乏同理心，难以理解社交暗示。
- 僵化的生活顺序和思维。
- 怪癖，包括所有令人全神贯注的兴趣，可能与工作或学术兴趣有关。
- 强烈的是非意识。
- 被误解、欺凌的历史——自卑。
- 对批评敏感。

虽然自闭症的特征是缺乏"社会本能"，但患有自闭症的成年人，特别是女性，通常会善于观察他人在某些情况下的行为并进行模仿。

案例简介：
> 由于缺乏对行为举止的直觉了解，成年自闭症患者会模仿周围的人。
>
> 由于父母突然去世，导致玛丽产生挑战性的行为，因此被送进了老年精神病病房。她立即开始模仿新环境中周围人的行为，从而导致了医生认为其患有痴呆症的错误诊断。她现在住在专门照顾成年自闭症患者的医疗机构。

模仿可以使他人感觉这些人具有本能的社交技能。成年自闭症患者可能会自然地使用非语言交流技能，但实际上可能是在（几乎立即）模仿与他们在一起的其他成年人的手势和行为。他们标准的社交对话通常以"死记硬背的语言"开头（例如"你的旅程如何？""你过得怎么样？"），这会给人一种自然的社会互动和真正感兴趣的错误印象，但是当话题转移到与他人的感受或兴趣相关的主题时，就会出现困难，成年自闭症患者就会变得无法回应，常常感到被排斥在外。

相比之下，许多成年自闭症患者，即使智力很高，也不理解其他没有自闭症的人的行为（有时自闭症患者称之为"神经质"）。例如，他们可能上了大学，却不明白为什么他们的室友不洗餐具，或者不想学习而大声放音乐或去参加聚会！对于成年自闭症患者而言，那些没有自闭症的人的行为可能会令其感到困惑。

"神经质"的世界：

"神经质"的世界可能是令人困惑和特殊的，成年自闭症患者可能认为那些没有自闭症的人的行为方式是难以理解的。"神经质"的成年人：

· 总是不按照他们说的去做；

· 可以改变计划和他们对事物的想法；

· 他们的行为、感情和思想是非理性的；

· 根据直觉或少量信息及不完整的语句得出结论；

· 使用暗示性的声音和手势信号；

· 宁愿谈论自己、感情和关系，而不是事实信息；

· 使用非语言和非文字的交流。

自闭症患者的思维和行为通常被描述为缺乏灵活性。成年自闭症患者更喜欢一成不变的生活方式，不喜欢变化。

僵化的思维和行为：

成年自闭症患者：

· 难以理解和预测他人的意图和行为；

· 无法想象自己日常生活之外的社交情景，也无法预测可能发生的事情；

· 培养习惯性和重复性行为，帮助他们应对日常生活的复杂性、新奇性和混乱性；

· 如果事件很重大且出乎意料，则会产生极大的困扰（有时称为灾难性的愤怒或崩溃）。

缺乏对他人本能的理解意味着这个世界可能会显得混乱和不可预测。自我强加的可预测性增加了控制因素，减少了焦虑。

自我强加可预测性的示例：

· 躲避拥挤的地方，如大型购物中心；

· 狭隘的深层次兴趣（例如，当沉迷其中时可能会忘记吃饭）；

· 喜欢重复和习惯，在同一时间、同一地点买同样的东西；

· 对可预测性／明确性／有序性的偏好，确切了解正在发生的事情，反复要求确认预约，需要非常具体的信息；

・多任务处理困难，一次只能做一件事；

・变化会引起焦虑；

・注重细节；

・刻板重复的行为；

・强迫性的习惯（但没有感觉到这些是不适当的）和不寻常的依恋。

变化或不可预测的环境往往暴露出困难。对于一些儿童期未被诊断出自闭症的成年人来说，正是在这些不确定性和难以应对的时刻，诊断才变得明显。成年人在生活中发生重大和不可预测的事件后，如婚姻破裂、失业、被迫在新地点换新工作或家人去世之后，可能会要求进行自闭症评估。尽管这些情况对任何人来说都很难接受，但对自闭症患者的影响可能是灾难性的。

尽管这些成年人有很好的智力，但日常活动，如寻求新的约会方式或在高峰时段乘坐公共交通工具出行，都是非常令人望而生畏的。

在考虑诊断成年自闭症时，重要的是要收集在一系列背景情况下的社交沟通和社交互动方面目前存在缺陷的临床证据，以及限制性、重复性的行为、兴趣和活动模式。症状一定是从童年开始就出现了，并且目前正在其生活中的重要领域（如社交场合或工作中）造成严重的伤害。

使用和理解口头和非口头语言的困难。

・**手势**。可能过于夸张，与谈话内容不符或非常有限／缺乏。

・**社交凝视**。通常是不寻常的。儿童时期典型的眼神交流缺失在成年后往往会消失，这是因为父母或老师反复指示"与人交谈时要看着别人"，但眼神交流的质量可能不寻常，转瞬即逝，甚至不寻常地镇静（因为缺乏社交本能，有些人会花时间或计算他们保持多长时间的凝视，然后移开视线，因为他们无法自然地解决这个问题）。

・**面部表情**。可能不协调，讲悲伤的故事时微笑或大笑，或是固定的笑容，或是一种无法表明自己感受的表情。

・**语调**。可能单调，音调异常（高或低）或尽管生活在英国，但说话时带有美国口音（从迪斯尼电影学来的）。

・**笑话**。除非是闹剧，否则很难理解幽默。会在不适当的场合尝试讲笑话，这可能会被误解为种族主义或性别歧视等。

・**嘲讽**。通常很难理解嘲笑和讽刺，只能从字面上理解。对事物的字面解释也会引起问题。一个雇主讽刺地建议某人说，如果这就是他们要做的工作的话，那就干脆回家吧，但其实他并不期望他们离开这个场所！

・**不说话或很少说话**。有些人选择不使用语言进行交流，或者几乎没有可用的语言。在这种情况下，千万不要低估他们的理解力，他们不说话并不意味着他们不明白你在说什么。

以下描述的一些语言障碍很重要，因为它们听起来像是一种思维障碍，如果再加上一些人提到自己时使用第三人称（这可能被误认为是幻觉经历），就可能会被错误地怀疑是精神性疾病。

成年自闭症患者的一些语言障碍。

- **异常的韵律**。语音正常的上下调节和音调可能更像是电脑和机械的。在某些情况下，语言和短语是从电视和电影中习得的，因此，鉴于他们的传统，口音可能显得不协调和出乎意料。

- **语言发育**。病史中的记录可能表明语言异常或延迟，或相反地，无损伤的甚至高级的语言发育。成年后可能也会出现语言问题，即使语言没有延迟，言语的使用似乎也不正常（例如，在不必要时使用异常复杂的语言或反复出现与智力不符的细微的语法错误）。

- **模仿**。言语的重复。这可能很微妙，自闭症患者只是重复最后几个单词，好像只是在表示承认。这可能伴随着模仿动作，自闭症患者模仿与他们互动的人的手势或动作。

- **逆代词**。成年自闭症患者在指代自己时可能很难正确使用代词(例如，用他或她代替我)。

- **使用第三人称**。成年自闭症患者在谈到自己时，可能会用第三人称来称呼自己，在谈论自己时使用自己的名字。研究表明，这可能不仅仅是语言问题，还可能与自我概念有关。

- **其他语言异常**。与在心理健康病症（例如精神分裂症）中发现的言语障碍有许多相似之处，这可能会导致混乱和错误的诊断。成年自闭症患者可能会使用他们自己的行话或特殊而不寻常的术语（新词）。说话可能跑题、啰唆且非常详尽（极其冗长的、难以理解的），他们可能要用语言把每一个想法都表达出来（连续的评论）。

社交互动问题示例：

- **缺乏社会关系**。可能很难交朋友并保持朋友关系。在临床上要询问在学校的朋友关系，他们是否保持联系？他们现在有认识的朋友（包括网上朋友）吗？

- 似乎经常有在学校被欺凌的历史。

- **社交暗示困难**。倾向于站得太近，在听众明显不感兴趣或试图离开时继续讲话，更喜欢独处。

- 难以理解和预测他人的意图和行为。

- 无法想象自己日常生活之外的情况，缺乏社交想象力（但成年女性可能非常有创造力）。

- 难以识别和理解他人的感受和管理自己的感受。

- 由于缺乏理解而无意间造成冒犯（例如，如果有人问他们对于一件衣服的看法，他们会说实话）。值得注意的是，成年自闭症患者，尤其是女性，可能已经学会了在被问及问题时不发表意见，因此不再显得失礼。

- 无法识别情绪暗示。当有人不高兴时注意不到，也不能提供安慰，这不是因为缺乏关心，而是缺乏该做什么的意识。

- 表达或反应受损。对悲伤的消息大笑。

- 对情况的理解受损。

- 个人组织和时间管理方面的问题也会影响到社会关系。

在最新的自闭症分类更新（DSM-5）中，异常感觉问题的存在（临床医生多年来已熟知的问题）已经被承认并加入诊断标准中。当然，有可能是低敏感症或高敏感症，而不是自闭症，但值得考虑的是感觉问题，因为它们会对表达产生很大的影响。

感觉问题：

- **听力低下或过敏。**可以在另一房间听到对话。注意不要将其与幻听混淆。
- **对疼痛的低敏感或过敏。**可能直到很晚才出现明显的病理学改变，或者相反，如果有人在人群中从他们身边轻轻擦肩而过，可能会痛苦地尖叫。
- **对光低敏感或过敏。**可能戴深色墨镜，或因为荧光灯泡发出嗡嗡声和闪烁，让同事坐在黑暗中。
- **触觉低敏或过敏。**在极端情况下可能无法忍受衣服的感觉，或者可能根据感觉来在整个衣柜中挑衣服，或者从 T 恤或衬衫上剪掉所有标签。

总结

除了社交沟通和社会互动困难，以及限制性、重复性的行为、兴趣和活动模式之外，别忘了自闭症是一种神经发育性疾病，其核心特征可能以非常多变的方式呈现，也可能与许多合并症特征和相关疾病有关。

延伸阅读

National Institute for Health and Clinical Excellence (NICE). Autism spectrum guidance in adults: diagnosis and management. NICE Guideline CG142. London: NICE, 2012 (updated 2016). Available from: https://www.nice.org.uk/guidance/cg142. Accessed: 19 November 2018.

扫码获取
☆配套电子书
☆专业公开课
☆案例分析
☆行业资讯

第十章 成人自闭症的评估与诊断

Alison Stansfield

> ## 概述
>
> · 自闭症是一种发育性疾病，可能直到成年才被诊断出来。
>
> · 在英格兰成年人中的患病率超过 1%。
>
> · 《2009 年自闭症法案》将英格兰和威尔士的健康和社会护理组织的法定指南写入法律。
>
> · 对于未被发现的患有自闭症的成年人来说，成年后获得诊断有很多好处。
>
> · 成年后的诊断可能被证明是复杂的，需要一个称职的、训练有素的多学科团队进行全面的评估。
>
> · 专用工具被用于辅助诊断，但其本身不是诊断工具。
>
> · 最终诊断决定是临床决定，应基于：
>
>   ○ 具有附属信息的高质量发育史；
>
>   ○ 在一系列环境中沟通和社交互动缺陷的最新临床证据；
>
>   ○ 存在限制性、重复性的行为、兴趣和活动模式。

自闭症是一种发育性疾病，意味着它起源于儿童期，因此应该在儿童期确诊。实际上，这取决于被确诊的机会和可用的资源，因此，在儿童时期由于各种原因可能会错过诊断。

儿童期未能诊断出自闭症的可能原因：

· 资源不足（儿童精神病学／儿科专业知识）；

· 家庭／儿童本身的其他困难会压倒对自闭症的担忧（例如极端困难的行为或儿童虐待）；

· 合并症（例如学习障碍、焦虑症、强迫症、遗传病症）；

· 在儿童时期自闭症症状没有引发任何问题（例如"好管的宝宝"，举止优雅、表现良好的学生）；

· 儿童和他们的家庭有相似的特征；

· 儿童自行发展出隐藏社交困难的应对策略。

从历史上看，这种延误或缺乏诊断意味着关于自闭症患病率的准确信息一直很难确定。最初，患病率是基于儿童时期的研究，但 2016 年 12 月发布的一项标准化的全人群样本病例查找研究证实，英格兰所有年龄段成年人的自闭症总患病率为 11/1000（即 1.1%）。

自闭症患病率似乎随着时间的推移而增加，原因有很多。

患病率变化的原因：
- 自闭症作为一个谱系的诊断理解的变化；
- 提高的意识；
- 识别率的提高；
- 改进的培训；
- 针对儿童和成人自闭症的特定诊断服务。

2009 年在英格兰和威尔士，由于《2009 年自闭症法案》，成年后获得诊断服务变得更加容易。这表明政府必须制订一项针对自闭症成年人的战略（2010 年 3 月），同时为地方议会和地方卫生机构提供实施该战略的法定指导（2010 年 12 月），分别于 2014 年和 2015 年编制更新。

2019年《自闭症法案》

英国首次通过了专门针对残障人士的立法，从而出版了：
- 《充实和有意义的生活》——英格兰自闭症成年人策略，2010 年 3 月；
- 《法定指南》——实现"充实和有意义的生活"，2010 年 12 月；
- 《充实和有意义的生活》——英格兰自闭症成年人策略，2014 年更新（思考自闭症）；
- 《地方当局和 NHS 组织支持实施成人自闭症战略的法定指南》，2015 年；
- 《思考自闭症策略：治理更新》，2018 年。

这些文件规定，成年人应能够获得诊断评估，在他们需要时获得帮助，而且这些服务要公平对待他们。

《自闭症法案》说了什么?

"所有成人自闭症患者都能够在一个接受和理解他们的社会中过上充实和有意义的生活，如果他们需要，可以得到诊断并获得支持，可以依靠主流公共服务，将其作为正常人受到公平对待，帮助他们充分发挥自己的才能。"

为什么儿童期未确诊的自闭症患者在成年后接受自闭症评估很重要?

对于某些成年人来说，自闭症不会给他们带来严重的问题，因为有强有力的保护因素，如安全和受保护的工作环境（例如学术机构），理解和支持的社会 / 家庭网络和 / 或学习到的社会适应能力。但是，对于另一些人而言，自闭症可能导致健康和社会（包括职业、教育和居住）领域的持续困难。

虽然在儿童时期就识别出自闭症以满足生命早期的需求是更可取的，但在成年后进行诊断也是非常有益的。在利兹的成年后接受诊断的自闭症患者的反馈可以证明这一点（利兹自闭症诊断服务，LADS）。

为什么儿童期未确诊的自闭症成年人接受自闭症评估很重要？

· 验证长期以来与众不同和不适应的感觉；

· 帮助其工作的同事／雇员和学术机构对其更宽容并做出合理调整以适应他们的特质；

· 根据个人对自闭症的理解，使其能够被任命为健康和社会保健顾问；

· 在出现沟通和表达需求最困难的危机时，可以使用自闭症警示卡（警示卡为信用卡大小，注明携带者患有自闭症，通常包括有关自闭症的说明性宣传单）；

· 进行社会护理评估，突出评估其未满足的需求以及获得福利和资源的机会，包括居住、教育和职业，并最终使其更好地融入社区；

· 对许多人来说，自闭症的漏诊会导致一系列不准确和不必要的心理健康标签，或者反过来，导致心理健康合并症的发展（见第11章）；

· 可能允许从医院、法庭或监狱进行转移。

2009年《自闭症法案》规定，英国国家医疗服务体系有义务对成年后的自闭症患者进行诊断评估，但对诊断后支持的规定较少。尽管这一情况正在改善，但与儿童时期被诊断患有自闭症的成年人相比，在可获得的支持方面仍存在巨大的差距。

2017年8月，英国国家卫生与临床优化研究所建议全科医生在患者被诊断为自闭症时进行记录。

成年期的诊断

在《自闭症法案》颁布后，英格兰和威尔士都设立了自闭症诊断服务机构。服务因当地临床医生的专业知识和背景、资金、资源和委托安排的差异而有所不同。目前正在开展工作以了解英格兰和威尔士成人自闭症诊断服务的差异。

自闭症诊断分类系统和指南

与儿童时期一样，有两种用于诊断成人自闭症的国际分类系统：DSM-5和ICD-10（请参阅第二章），以及两个英国现行的成人自闭症诊断指南。

成人自闭症诊断的现行指南：

1. 英格兰

英国国家卫生与临床优化研究所（NICE）成人自闭症谱系障碍：诊断与治疗。临床指南CG142。出版日期：2012年6月。上次更新时间：2016年8月。

2. 苏格兰

苏格兰校际指南网络（SIGN）145自闭症谱系障碍的评估、诊断和干预：国家临床指南。出版日期：2016年6月。

如何诊断成人自闭症

即使被评估人是成年人，诊断也仍然基于与儿童期相关的良好发育史及当前的临床证据。不同服务的确切诊断评估过程会有所不同，但可能有很多相似之处。

作为多学科团队的一部分，应由训练有素的合格工作人员进行全面的诊断评估。可以使用一系列工具来辅助该过程。然而，诊断的最终决定是基于高质量发育史的临床决定，在可能的情况下，还有来自医学、社会和学校的报告及当前临床证据的辅助信息的支持。

成人自闭症评估中使用的评估工具示例：
- 自闭症诊断访谈 - 修订版（ADI-R）；
- 社交和沟通障碍诊断访谈（DISCO）；
- 自闭症诊断观察表 - 通用（ADOS-G）；
- 发展性、维度和诊断性访谈（3Di）；
- 阿斯伯格综合征（和高功能自闭症）诊断访谈（ASDI）；
- Ritvo 自闭症阿斯伯格诊断量表 - 修订版（RAADS-R）。

诊断过程的目的是让多学科临床医生核对以下情况：
- 目前的临床证据表明，在一系列的环境中，以及限制性、重复性的行为、兴趣和活动模式下，社交沟通和社交互动存在缺陷；
- 有证据表明症状是发育性的（即从儿童开始出现，但在生命的不同阶段可能有不同的表现）；
- 有证据表明症状在他们当前生活的重要领域（即社交或工作环境）造成了严重的损害。

作为诊断过程的一部分，对风险进行评估也很重要，这些风险包括：自我伤害或对他人的伤害，剥削/虐待的风险和帮助措施的失效。必要时，应迅速上报关注事项。

制订安全计划并考虑进行其他调查（包括排除其他诊断）可能会有所帮助。

服务示例：利兹自闭症诊断服务（LADS）

以下是基于利兹成人诊断服务的一个例子，旨在说明一个成年人通过公认的综合途径评估自闭症可能的过程。

在利兹，诊断服务是一项全智商服务，这意味着它不管智力水平如何都接受转诊。该团队由在智力障碍方面具有专业知识的临床医生及来自一般成人心理健康服务的医生组成。诊断路径如图10-1所示。

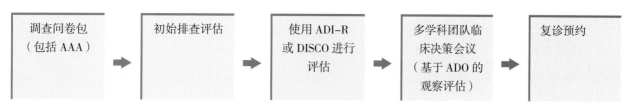

图10-1　利兹自闭症诊断路径（LADS）

该路径是一种开放的转诊途径（意味着任何人都可以转诊，包括自我转诊）。第一步，一个包括调查问卷的包裹会被送到被评估人的家中，在第一次访谈之前要将这些问卷寄回。排查评估的目的是排除需要注意的合并症和风险，为发育性访谈确定合适的信息提供者，并要求提供报告/DVD/照片。随后的评估（包括发育性访谈）采用标准化工具（如 ADI-R 或 DISCO）进行；随后的临床决策会议将决定是否做进一步的访谈和观察评估（基于 ADO）。最终的诊断是在随访时做出的，是基于多学科的临床共识，包括所有的发育史和附属病史及临床观察的结果。

评估过程中的障碍

成人评估中使用的收集发育信息的可用标准化工具是为研究而开发的，专门用于儿童。他们可能需要大量的时间来管理（2~7 小时）。临床医生普遍认为，这些工具可能会提供假阳性和阴性结果，例如存在患有学习障碍、言语和语言障碍的成人中。

自闭症观察评估（基于 ADOS，也是为儿童开发的）允许临床医生在一个不太正式的临床环境中观察成人，但一些成人反对使用这种幼稚的工具进行评估。然而，目前还没有可推荐的成人替代品。

值得注意的是，尽管发育史是评估的关键部分，但在获得发育史的过程中可能会遇到许多障碍。

获取成人详细发育史的障碍：

- 缺乏信息提供者。例如，被转诊的人没有亲属，或者亲属在其他国家；
- 被评估人不想让他们的亲属知道这个评估，通常是因为家庭成员对这样的评估持否定态度；
- 由于有性虐待或其他类型虐待的家族史，被评估人不希望与亲属联系；
- 发生家庭纠纷，他们不再与家人联系；
- 学校报告丢失或被毁。

如果无法获得详细的发育史，并且辅助信息有限，则将在早期告知被转诊者可能无法得出诊断结论。有时，那些以前不希望评估人员与家人交谈的人会同意这样做，只要预约分开，这样他们就不必见面了。如果亲属住在不同的国家，他们可能会同意通过电子邮件或电话进行访谈。

如果父母或近亲死亡或失去联系，学校报告也被销毁，则需要一定程度的"跳出固有思维模式的思考"，以获得对被评估人所表现的更广泛的认识。

跳出固有的框架思考以获得间接和当前观测的信息：

- 可以在咖啡馆喝杯咖啡，在不那么临床的环境中观察社交互动；
- 与现在的雇主、同事或学术导师交谈可以提供一个非常不同的视角；
- 与当前特殊兴趣小组（例如业余戏剧）的朋友和同事聊天，这些小组由于共同的兴趣而定期见面。

成人自闭症评估可能需要一定程度的创新思维，以使他们获得有效和相关诊断的最佳机会，这至少使他们能够更好地了解自己，尽可能方便他们获得支持，从而实现充实和有意义的生活。

延伸阅读

[1] Autism Act 2009. Available from: http://www.legislation.gov.uk/ukpga/2009/ 15/contents. Accessed: 20 November 2018.

[2] Brugha T, Spiers N, Bankart J, et al. Epidemiology of autism in adults across age groups and ability levels. British Journal of Psychiatry 2016; 209: 498－503.

[3] National Institute for Health and Clinical Excellence (NICE). Autism spectrum guidance in adults: diagnosis and management. NICE guideline CG142. London: NICE, 2012 (updated 2016). Available from: https://www.nice. org.uk/guidance/cg142. Accessed: 20 November 2018.

[4] Scottish Intercollegiate Guidelines Network (SIGN). Assessment, diagnosis and interventions for autism spectrum disorders. SIGN publication no.145. Edinburgh: SIGN, 2016. Available from: http://sign.ac.uk. Accessed: 20 November 2018.

第十一章 自闭症成人的心理健康

Conor Davidson

概述

· 心理健康问题在患有自闭症的成年人中很常见。

· 最常见的合并症是焦虑症、抑郁症和注意缺陷多动症。

· 自闭症患者的精神状态评估更具挑战性，要考虑症状的时间跨度并仔细检查非语言交流方面。

· 精神科治疗通常对自闭症合并症的心理健康问题是有效的，但有时需要适应。

自闭症患者比精神正常的人更容易出现心理健康问题。原因有很多：基因脆弱性、沟通困难、工作或人际关系问题等。据估计，超过一半的自闭症成年人也至少有一种其他可诊断的心理健康病症。即使是那些没有达到合并症心理健康障碍的临床阈值的自闭症患者，为应付和理解精神正常人的世界也经常感到沮丧和精疲力竭。

导致自闭症患者心理健康问题风险升高的因素：

· 自闭症和其他神经精神病症之间共享的遗传脆弱性；

· 沟通困难；

· 社交互动问题导致孤立和孤独；

· 教育、就业或人际关系中的"失败"；

· 感觉超负荷；

· 欺凌行为。

在所有环境下工作的临床医生都会遇到自闭症患者。鉴于这一群体中心理健康问题的发生率很高，因此能够识别并在必要时治疗合并症的精神症状是很重要的。过去一个常见的误解是，传统的精神科治疗对自闭症患者无效。总的来说，情况并非如此，尽管有些治疗（特别是心理治疗）可能需要一些调整。不幸的是，心理健康专业人士对自闭症的认识和理解仍不尽如人意，尤其是在工作年龄段的成人服务机构，他们历来将自闭症视为"非核心业务"，但值得庆幸的是，这种态度正在逐渐改变。自闭症的存在绝不能作为拒绝提供服务或治疗的理由。所有的卫生服务机构都应该准备好做出合理的调整，以优化对自闭症患者的护理，而这些调整将使他们的所有患者受益。

精神状态评估

标准的精神状态检查要素：外观和行为、语言、情绪、思想形式和内容、感知力、自知力、认知力。

自闭症可以在许多领域引起异常，并与其他精神病症相似，从而可能给没有经验的检查者带来困惑。常见的发现如下：

· **外观和行为**。自闭症患者通常不太注重遵守社会规范，因此他们的衣着、外表和行为可能显得古怪或不寻常。我们在临床上看到的例子包括：每天总是穿着同样的衣服，穿着不适合季节的衣服（例如冬天穿凉鞋），只穿某种颜色或面料的衣服（通常与感官敏感有关）。性别流动性更为普遍。在社交上，行为可能显得不受约束，甚至怪异（例如背对检查者坐着），可能有重复性动作（例如手扭动、摇摆）或抽搐。

· **语言**。自闭症患者说话通常是奇怪或不寻常的。可能在音量、音调或语速上不正常。口音可能很奇怪，我们已经看到一些有美国口音的患者，尽管从未踏足过美国，大概是因为受到电影和电视的影响。还会有语言贫乏（不多说话）和强制言语（说话太多）。谈话中的对等性比较低，可能会让人感觉到患者在"对着"你说话，而不是"与"你说话。

· **情绪**。情感可能是受限的（即面部表情的范围较小）或不协调的（如对悲伤的故事微笑）。焦虑和紧张很常见，尤其是在临床环境中。自闭症患者很难了解或描述他们内心的情绪状态（如果他们也有学习障碍，则更是如此），因此可能无法自我报告情绪低落或情绪高涨。

· **思想形式**。有时是重复性的并难以理解：好像是与访谈者"不在同一个频道上"。

· **思想内容**。自闭症患者可能会专注于一个主题（特殊兴趣）。

· **感知**。自闭症患者可能会按照字面意思回答问题。例如，当被问到"你听到声音了吗"，他们回答"是"，而实际上他们可能是听到了访谈者说话的声音。自闭症患者通常有感觉上的差异，这种差异可以表现为任何感觉领域的过敏或低敏。

· **自知力**。一些患者缺乏关于自闭症的自我认知，他们也更容易缺乏对其他心理疾病的自我认知。

· **认知力**。学习障碍、注意力缺陷和（社交）判断能力受损都更为常见。

那么，如何消除这种困惑呢？当为自闭症患者（或疑似自闭症患者）记录精神病史时，注意使用清晰、明确的语言。检查患者是否理解你的意思，并在必要时进行澄清。仔细观察时间尺度，根据定义，自闭症的特征将出现在儿童时期，而大多数心理疾病首先出现在青春期或成年期。从一个小时候就认识患者的信息提供者那里得到的旁证是非常宝贵的。在进行精神状态检查时，要密切注意非语言交流。

因为自闭症患者可能有一种奇怪的沟通方式，以及重复或不寻常的行为，如果临床评估医生对患者有一些事先的了解，是非常有帮助的。如果存在一种与正常行为模式不同的变化，可能是精神障碍的征兆。

转换

一个人一生中的某些时候会特别困难,自闭症患者尤其如此,这包括离开学校和上大学。这些类型的重大生活变化会增加发生心理健康问题的风险。

其他发育性障碍

发育性障碍倾向于聚集在一起并相互重叠。据估计,25%的自闭症患者也患有注意缺陷多动症(ADHD)。当出现注意力不集中、多动和冲动的突出症状时,考虑合并患有ADHD的可能性。请记住,情绪不稳定在ADHD中非常常见,它可能被误认为是双相情感障碍或情绪不稳定型人格障碍。

抽搐在10%的自闭症患者中存在,图雷特综合征占5%,运动障碍(发育性协调障碍)也很常见。自闭症患者通常会报告长期的身体笨拙病史,他们也可能以僵硬或不寻常的步态行走。

焦虑症

任何与自闭症成年人有接触的临床医生都会观察到很高的焦虑症发生率。据一些数据显示,大约40%的自闭症成年人患有临床上可诊断的焦虑症。有些患者首先表现为焦虑症,后来才被诊断为自闭症。自闭症中最常见的两种焦虑症是社交恐惧症和普遍性焦虑症。焦虑的模式和触发因素因人而异,下文列出了一些常见的触发因素。焦虑程度的增加通常会导致行为重复性水平的上升,或者对特殊兴趣的关注增加。焦虑可以戏剧性地表现为"崩溃",包括喊叫、咒骂、财产损坏或攻击。

焦虑症发作的潜在诱因:

· 日常生活或环境的变化,即使是那些对精神正常的人来说微不足道的改变,例如家具被搬走、圣诞装饰品的摆放等。

· 一个人以前从未遇到过、不知道如何处理的新奇情况,例如汽车抛锚时。

· 任何社交活动,尤其是当有新人参与时。

· 感觉超负荷,例如拥挤、嘈杂、光线刺眼的地方。

强迫症

自闭症患者经常出现重复行为,但将其与临床强迫症(OCD)区分开来是很重要的(表11-1)。可能最关键的区别是强迫症患者的痴迷和强迫是令人不快的、侵入性的和非理性的(自我失调),而自闭症患者的重复行为通常是舒缓和愉快的(自我协调)。

表11-1　自闭症和强迫症患者重复行为的主要差异

自闭症	强迫症
强迫(限制性和重复性的行为)	痴迷+强迫
自我协调	自我失调

自闭症	强迫症
囤积、重复、重新排序	污染、有攻击性/性思想，核对
很少寻求治疗	通常寻求治疗
不太可能对SSRI抗抑郁药产生反应	很可能对SSRI抗抑郁药产生反应

真正的强迫症可能发生在自闭症中，实际上它至少是普通人群发病率的2倍。仔细区分想要和不想要的想法和行为仍然很重要。试图"治疗"患者实际上觉得舒缓的重复行为是毫无意义的。

抑郁症

在临床上见到的成年患者中，一定程度的情绪低落是很常见的。患者抱怨"不适应"，感觉"有些事情不太对劲"，或者对生活的要求感到精疲力尽和不知所措。临床抑郁症（重度抑郁症）的患病率约为30%。一些自闭症患者很难了解或描述他们的内在情绪状态，因此抑郁症可能表现出的行为改变最为明显，如更多的社交退缩、重复行为的增加（或减少）、易怒、睡眠或饮食模式的改变。可能会出现精神病性抑郁症，紧张症似乎更常见。

自杀的风险很重要。最近的一项研究发现，66%的阿斯伯格综合征成年患者有自杀念头，相比之下，普通人群中只有17%。自杀死亡率的上升是自闭症患者死亡率过高的原因，他们的平均死亡年龄比普通人群年轻16岁。

双相情感障碍

双相情感障碍似乎更常见于成人自闭症，诊断时必须格外小心。一些自闭症患者习惯性地不停地快速交谈，几乎不关心社交礼仪，这可能被误认为是言语压力和社交抑制躁狂症。睡眠障碍和情绪变化在自闭症中也很常见，但不一定表示双相情感障碍。要确定的关键是"该患者的正常表现是什么"？

当自闭症患者出现躁狂状态时，他们的特点是社交退缩和自我忽视。患者对睡眠的需求减少，运动活性增加，但过度活跃可能是针对重复行为、特殊兴趣或其他相对狭隘的追求。

精神分裂

精神病是一种与现实脱节的状态，其特点是产生妄想和幻觉。精神病状态可以发生在几乎任何心理疾病的背景下。精神分裂症是一种典型的精神病性疾病，精神病的反复发作伴随着杂乱无章的思想和行为，并且"消极症状"随着时间的推移而累积。消极症状包括情感迟钝、缺乏活力/动力、言语贫乏。临床上，在老年人中很难区分慢性精神分裂症和自闭症。

说明老年人诊断难题的案例示例。

案例：精神分裂症还是自闭症？

这位54岁的男子与母亲生活在一起，几乎所有的日常工作都严重依赖母亲。他整个童年都很害羞，在学校里受到欺负。他觉得交朋友很难，而且从未有过性伴侣。

他对火车极有兴趣，把所有的闲钱都花在了火车模型和轨道上。他给火车拍照，并有许多关于火车的书籍和杂志。

他年轻时曾在火车和汽车上做过半熟练的机械工作。25岁时他失业了，于是更加依赖父母。

他开始情绪低落，行为怪异（冲动之下随意购买物品、离家出走、躲藏在商店里），并对外出变得偏执。

他被送进了精神病医院病房，随后又住进了日间医院。经评估，他被诊断患有思维障碍和偏执症。后来（大概是在多次被问及幻听后），他说他听到了"低沉的声音"在和他说话，并被诊断为精神分裂症。

近20年来，他一直在接受各种抗精神病药物的治疗，直到10年前他决定停止服用这些药物。这对他的表现没有明显的影响。

在这些情况下仔细检查病程和发病情况是至关重要的，主要差异见表11-2。

表11-2　自闭症和精神分裂症的主要临床差异

自闭症	精神分裂症
特征在童年早期出现	青春期或更晚发作
没有幻觉或妄想	幻觉和妄想突出
自闭症的特征往往随着时间的推移而固定	通常是一个复发和缓解的过程
除了非特异性镇静作用外，对抗精神病药物的反应很小	大多数情况下对抗精神病药物有特异性反应

关于自闭症和精神分裂症的共同发病率，文献中几乎没有一致意见。当然，自闭症并不能预防精神分裂症，它甚至可能诱发精神分裂症。患有自闭症和学习障碍的人比功能更高的自闭症患者更不容易被诊断为精神分裂症，也许是因为语言能力差使得诊断更加困难的缘故。阿斯伯格综合征与短暂和一过性（周期性）精神病之间存在公认的联系。

人格障碍

人格障碍的概念在整个精神病学中可以说是最不可靠和最不正确的。目前，它们大致分为 A 组（古怪、反常）、B 组（戏剧性、不稳定）和 C 组（焦虑、恐惧）。所有人格障碍的特征是难以与他人交往，该领域的一些专家认为，分裂型人格障碍（孤独、超然、快感缺乏）实际上是自闭症的一种变体。人格障碍患者常在自闭症特质问卷上得分很高，且在 ADOS 中常表现出异常反应。

尽管有这些警告，但根据我们的临床经验，可以区分人格障碍和自闭症。人格障碍的发作年龄通常在青春期或成年早期，与自闭症的儿童期发作相反。尽管人格障碍的特征是与他人的关系困难，但社交本能往往会保留下来（患者知道他们应该怎样做，但不能或不愿意这样做）。人格障碍患者通常（但并非总是）报告有儿童期虐待或忽视的病史。反复的自我伤害在人格障碍患者中比自闭症患者中更常见。

随之而来的问题是，合并自闭症和人格障碍是什么样子？对此几乎没有共识。当患者表现出明显的儿童期自闭症特征，但从青春期开始就有严重的情绪和行为调节问题时，就应该到考虑这一点。在这些情况下，儿童期创伤的存在可能是一个主要的混杂因素，并可能很难做出关于诊断的明确结论。

药物滥用

有几项研究报告说，自闭症青少年中的吸毒和酗酒的比例要低于同龄的精神正常人群。这被认为是因为同龄人的影响减弱了（直截了当地说，自闭症青少年可能不会被邀请参加酗酒和吸毒的聚会）。也许还有一个因素就是严格遵守规定，"未成年人饮酒是违法的，所以我不能这么做"；或者不遵守规定。也有人认为自闭症患者减少了酒精带来的愉悦感。随着他们进入成年期，自闭症患者与精神正常的人在物质使用上的差异变得不那么明显。患有自闭症的成年人可能会酗酒或吸毒，以减轻焦虑，改善情绪，或尝试"融入"他人。

治疗注意事项

目前尚无针对自闭症核心症状的行之有效的治疗方法。然而，在大多数情况下，心理健康合并症可以得到有效治疗，某些因素和调整应该考虑在内。

抗抑郁药

选择性 5- 羟色胺再摄取抑制剂（SSRIs）被认为是自闭症患者焦虑和抑郁的一线治疗方法。对于麻烦的重复性行为和痴迷症状，也可能有益。一些研究表明，自闭症患者对 SSRIs 的不良反应（特别是行为过度激活）更为敏感。合理的做法是从最低剂量开始，并在增加剂量之前至少等待 4 周。

抗精神病药

自闭症中研究最广泛的抗精神病药是利培酮。利培酮通常用于治疗自闭症中具有挑战性的行为，但它也是一种有效的抗精神病药。替代品包括奥氮平或阿立哌唑。当体重增加或镇静成为问题时，阿立哌唑尤其有用。自闭症患者似乎对抗精神病药物的不良反应很敏感，包括运动性不良反应，如僵硬、震颤和（在极端情况下）肌肉紧张症。同样，仅能使用最低有效剂量，并仔细监测反应。由于短暂性和一过性精神病在自闭症中更为常见，因此抗精神病药物的治疗时间可能要比在正常情况下更短。

心理疗法

认知行为疗法（CBT）是一种安全有效的治疗多种焦虑症和抑郁症的方法。自闭症患者倾向于使用 CBT，但可能需要做出某些调整。例如，缩短疗程、高度结构化、明确目标、更多地强调行为策略，而不是认知分析。更具分析性的心理治疗形式，如心理动力学疗法或认知分析疗法，可能效果不佳。自闭症患者通常有一种具体的思维方式，很难理解这些类型治疗中涉及的更抽象的概念。

社会干预

许多自闭症患者感觉自己是在陌生世界里的陌生人，他们觉得自己不合群。找到生活中的角色和目标是改善心理健康的关键。例如，找一份工作，在这个工作中自闭症特质受到赞誉和重视（例如工作需要非常专注和注重细节）。健康专家可以通过指导患者在当地社区获得适当的自闭症支持服务来提供帮助。英国全国自闭症协会是一个很好的信息来源。

合理的调整

对于自闭症患者来说，第一次去看健康专家是望而生畏的，而且会引发焦虑。它涉及偏离常规的日常生活，在陌生的地方遇到一个新的人，以及高度的社交互动。2010 年《平等法》要求服务机构对包括自闭症在内的残疾人士进行"合理调整"。在初级保健环境中可以考虑进行如下合理调整。

对自闭症患者的合理调整。

1. 预约：提供当天的第一次预约（这样患者就不会坐在繁忙的候诊室中）在预期的时间开始和完成预约面谈。
2. 交流：使用清楚、直接的语言，把要点写下来让患者带走。
3. 环境：墙壁和其他表面涂成中性颜色，尽量减少环境噪音和明亮的照明。

初级和二级保健之间的接口

有一个公认的问题是，自闭症成年人在获得服务方面的"落差"，特别是那些没有资格获得学习障碍服务的高功能个人。自闭症历来不被视为二级精神卫生服务"核心业务"的一部分，社区心理健康团队拒绝为自闭症患者看病也并非闻所未闻。英国政府 2010 年成人自闭症战略非常明确，自闭症患者不应在公平、公正地获得医疗服务方面受到歧视。

一般来说，初级保健从业者应对自闭症患者采取与其他患者相同的"阶梯式护理"方法，但每个步骤的门槛较低（因为自闭症的存在增加了复杂性）。以下显示了应考虑转诊至二级心理健康服务的情况。

可能需要转诊到二级心理健康服务的情况：

· 严重的精神障碍（如精神病发作）；
· 对初级保健水平的治疗无反应的常见精神障碍（例如，抗抑郁药无法控制的抑郁症，CBT 治疗不起作用的焦虑症）；
· 具有挑战性的严重行为（例如对看护者的攻击）；
· 严重风险（例如自杀企图）；
· 心理健康立法方面需要专门知识的问题（如《心理健康法案》《心智能力法案》）。

《心理健康法案》的使用

根据《心理健康法案》，自闭症被视为一种"精神障碍"。但是实际上，在没有严重的心理疾病合并症的情况下，根据《心理健康法案》拘留自闭症的人是很不寻常的。例外情况是，当患者做出具有挑战性或危险性的行为时，包括攻击性或自我伤害。长期住院对自闭症患者通常没有帮助，因为这是一个陌生且高度刺激的环境。任何时间的入院都应尽可能的短，并积极寻求其他社区安排。

延伸阅读

［1］Berney, T. Asperger syndrome from childhood into adulthood. Advances in Psychiatric Treatment 2004; 10: 341‐351.

［2］Cassidy S, Bradley P, Robinson J, et al. Suicidal ideation and suicide plans or attempts in adults with Asperger's syndrome attending a specialist diagnostic clinic: a clinical cohort study. Lancet Psychiatry 2014; 1: 142‐147.

［3］Equality Act 2010. London: The Stationery Office.

［4］Ghaziuddin, M. Mental Health Aspects of Autism and Asperger Syndrome. London and Philadelphia: Jessica Kingsley, 2005.

［5］Howlin, P. Outcome in adult life for more able individuals with autism or Asperger syndrome. Autism 2000; 4; 63‐83.

［6］McDougle C, Kresch L, Goodman WK，et al. A case‐control study of repetitive thoughts and behaviour in adults with autistic disorder and obsessive‐compulsive disorder. American Journal of Psychiatry 1995; 152: 772‐777.

［7］Royal College of Psychiatrists. Good practice in the management of autism (including Asperger syndrome) in adults. College Report CR191. London: RCPsych, 2014.

［8］Skokauskasa N, Gallagher L. Psychosis, affective disorders and anxiety in autistic spectrum disorder: prevalence and nosological considerations. Psychopathology 2010; 43: 8‐16.

［9］Tantam, D. Asperger's syndrome. Journal of Child Psychology and Psychiatry 1988; 29: 245‐253.

扫码获取
☆配套电子书
☆专业公开课
☆案例分析
☆行业资讯

第十二章　自闭症成人与学习障碍

Keri-Michele Lodge, Alwyn Kam, and Alison Stansfield

概述

- 一半的自闭症患者合并有学习障碍。
- 患有自闭症和学习障碍的人有复杂的健康需求，对发病率和死亡率均有影响。
- 由于沟通困难和对疼痛的不同认识，这类人群会出现不同寻常的健康问题。
- 对常见合并症的认识有助于临床检测。
- 卫生保健服务必须做出合理调整，以便于患者获得诊断、调查、治疗和护理。
- 减少使用不当的精神药物是该人群应首先注意的事项。

如第十章所述，自闭症影响所有智力水平的人。尽管许多自闭症患者智力正常或高于平均水平，但大约 50% 的人也有学习障碍（LD）。在学习障碍患者中，30%~40% 的人合并有自闭症（图 12-1）。

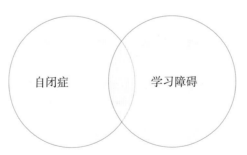

自闭症　　学习障碍

图12-1　自闭症和学习障碍之间的重叠

什么是学习障碍

英国使用的"学习障碍"一词在许多国家已被"智力障碍"取代，取代了过去使用的更具贬义的形容词，如"智力异常""智力障碍"和"智力低下"。学习障碍并不等同于学习困难，"学习困难"指的是在用于学习的特定能力方面存在困难，例如，有阅读障碍的人可能在阅读和写作方面有困难，但与学习障碍的人不同，他们的整体智力和社交功能并没有受损。尽管这些术语在日常基础上经常是可互换的。

学习障碍具有三个核心功能：

1. 理解新的或复杂的信息或学习新技能的能力下降（智商低于 70 的智力受损）；

2. 独立处理日常任务的能力下降（适应性功能受损）；

3. 18 岁之前发病，对发育有持久影响。

可以使用智商测试来评估一个人的智力，从而表明其学习障碍的严重程度并估计其可能的功能水平（表 12-1）。

表12-1　学习障碍的严重性

智商范围	严重性	功能水平
50~69	轻度（85%的残疾人士属于"轻度"范围）	良好的语言能力
		有合理的独立性，通常能够工作
		较少的感觉/运动缺陷
35~49	中度（10%的残疾人士属于"中度"范围）	接受（理解他人）语言通常胜于表达（使自己被理解）能力，通常需要在日常生活活动中提供一些帮助，可能能够从事庇护性职业
		有限的沟通能力和有限的独立能力
		经常住在寄养/护理场所
20~34	严重（4%的残疾人士属于"严重"范围）	大约50%有癫痫
		更严重的感觉/运动缺陷
		大量服务需求，通常住在寄养/护理场所，并受到持续监督
		沟通能力、行动能力和自我照顾能力非常有限
<20	重度（1%~2%的残疾人士属于"重度"范围）	常合并有听力和/或视力损害

学习障碍和自闭症的病因

虽然我们对合并的自闭症谱系障碍（ASD）和学习障碍的病因尚未完全了解，但特定因素可能与单独自闭症、单独学习障碍或两者同时发生有更密切的联系（表 12-2）。

表12-2　自闭症和学习障碍的病因

	相关病因
自闭症伴学习障碍	胎儿生长不良
	潜在遗传综合征
自闭症不伴学习障碍	母体感染
	胎盘感染
学习障碍不伴自闭症	母体糖尿病
	胎盘早剥

自闭症和学习障碍可以作为行为表型的一部分出现在许多遗传综合征中，如行为、心理、情绪、精神和认知功能的不同模式。这类综合征的显著例子包括安吉曼综合征、科妮莉亚·德兰格综合征、唐氏综合征、脆性 X 染色体综合征、普拉德 – 威利综合征和雷特综合征。认识到这些综合征的存

在有助于监测相关的合并症，例如唐氏综合征患者的甲状腺功能减退，识别这些综合征也对患者的家庭有利。允许提供关于患者可能的优势、需求和预后的信息；帮助家庭和看护人获得其他来源的支持，例如联系家庭；让家庭有机会考虑遗传咨询。

学习障碍患者的自闭症

尽管自闭症谱系障碍在学习障碍患者中很常见，但不应假定它总是存在。重度或严重学习障碍患者都可以发展出适当的社交互动。例如，在吹泡泡时大笑，并表示他们希望重复该活动。当患有重度或严重学习障碍的人患有合并的自闭症谱系障碍时，除非满足他们的需求，否则他们不去参与互动。例如，当他们想要喝水或更换电视频道时，否则他们对与他人交流几乎不感兴趣。在学习障碍患者中诊断自闭症谱系障碍是一项特殊的任务，应根据特定的特征提示转诊至专科做自闭症诊断评估。

学习障碍和自闭症。

有以下情况的学习障碍者，考虑转诊进行自闭症诊断评估：

· 非常有限的非语言交流（例如，眼神交流、手势）；

· 不关心与他人互动，除非是为了满足需求；

· 笨拙、奇怪的手势；

· 对环境或日常生活的变化感到极度焦虑（例如，如果他们的公共汽车晚点了，或者当圣诞装饰品挂起来的时候）；

· 非常注意细节（例如，从地毯上捡起细小的绒毛）；

· 极为出色的记忆；

· 全神贯注的兴趣爱好（例如，轻弹或旋转一个物体数小时）。

自闭症、学习障碍与健康

患有自闭症谱系障碍和／或学习障碍的人有大量的医疗保健需求，其发病率和死亡率与普通人群不同。

通过提供高质量的医疗保健，大约三分之一的学习障碍患者的过早死亡可以避免。自闭症谱系障碍和学习障碍患者的过早死亡反映了这些人在获得医疗保健时遇到的挑战。

案例简介：自闭症、学习障碍与健康。

戈登今年28岁，患有自闭症谱系障碍和学习障碍，不能说话，住在一家寄养院。他的看护人带着戈登去看医生，因为他一直反复打自己的脸。戈登已经几周没好好吃饭了，戈登对去看医生感到焦虑，在候诊区变得很痛苦，尖叫着咬他自己的手。你会怎么做？

学习障碍、自闭症与死亡率。
- 英国的学习障碍患者平均比普通人群早 16 年死亡；
- 患有自闭症谱系障碍和学习障碍的人可能比普通人群早死 30 年。

导致自闭症谱系障碍和学习障碍患者健康不平等的因素：
- 不寻常的表现，尤其是沟通受限或对疼痛低敏或过敏的患者；
- 医疗保健服务未能根据个人需要做出调整；
- 家庭 / 看护人没有倾听；
- 护理协调和信息共享方面的问题；
- 制度性歧视。

由于自闭症谱系障碍和学习障碍患者的非同寻常的表现，认识两者的健康问题是一项挑战。患有自闭症谱系障碍和学习障碍的人言语交流有限，可能会通过行为表现出疼痛等症状。存在这样一种风险，即这种行为改变是由于个体的自闭症谱系障碍和 / 或学习障碍引起的，而不是考虑潜在的生理或心理健康原因的可能性（诊断遮蔽）。对于任何有关行为的问题，应考虑广泛的鉴别诊断。

表现出行为改变的自闭症和/或学习障碍患者的潜在原因：
- 疼痛，包括牙痛；
- 胃肠道问题，特别是便秘、胃食管反流；
- 感染，耳朵、泌尿系、呼吸道、皮肤；
- 感觉障碍，视力丧失（如白内障）、听力损失（如耳垢阻塞）；
- 心理健康问题（如抑郁症）；
- 药物不良反应；
- 社会或环境压力源（如失去看护人 / 亲属 / 同伴、虐待、忽视、无聊）。

临床医生应考虑在自闭症谱系障碍和 / 或学习障碍患者中常见合并症的可能性（表 12-3）。

表12-3　自闭症谱系障碍和/或学习障碍患者的常见合并症

合并症	临床意义
牙科：易患龋齿，原因是难以保持良好的口腔卫生，磨牙症的患病率增加及难以接受定期牙科检查	向牙科专家咨询逐渐脱敏方案，或在镇静状态下接受检查 关于刷牙脱敏的问题，请咨询社区学习障碍小组
胃肠道：便秘、胃食管反流、肥胖、食物过敏的患病率增加会发生食物厌恶。例如，一些患有自闭症谱系障碍的人对特定的食物材质感到苦恼	确保以患者易于接受的方式提供有关饮食/运动的生活方式信息（例如，患者可能更理解图片而不是文字）； 考虑那些饮食受限的患者患骨质疏松症的风险； 对于那些厌恶食物的患者，考虑转诊到在学习障碍/自闭症谱系障碍方面有专长的营养师

合并症	临床意义
呼吸系统：吸入、肺炎、阻塞性睡眠呼吸暂停的风险增加	考虑转诊至一位具有学习障碍专业知识的语言治疗师进行吞咽安全评估；睡眠不足会影响白天的行为，考虑转诊给睡眠专家
神经系统：癫痫患病率增加，学习障碍（如唐氏综合征）患者痴呆发病年龄较低	癫痫发作可能是轻微的，不容易观察到；抗癫痫药可能会影响情绪和行为，怀疑时请咨询神经科 对那些技能改变的人考虑痴呆症，转诊至专家处进行学习障碍痴呆评估
免疫系统：发生免疫系统缺陷/功能障碍的风险增加	可能会经历频繁的感染（例如耳朵、鼻窦）——需要进行广泛的鉴别诊断
心理疾病	心理疾病（如抑郁症），在自闭症谱系障碍和学习障碍患者中比普通人群更常见，但也可能表现出不寻常性，需要专家进行评估，考虑转诊给学习障碍精神科医生

在英国，年度健康检查用于确定该人群的医疗保健需求。在英格兰和威尔士，当需要进行调查和/或治疗时，《心智能力法案》（2005 年）要求临床医生评估个人是否有心智能力做出这些决定。当个人心智能力不足时，应在家人和看护人的参与下，为个人的最大利益做出有关这些事项的决定。

年度健康检查：

· 14 岁及以上患有中度、严重或重度学习障碍的人，或轻度学习障碍伴有其他复杂健康需求（如自闭症谱系障碍）的人有权在初级保健中接受年度健康检查。

· 有许多年度健康检查模板可供初级保健从业人员使用。

· 年度健康检查：

　○ 及早发现未能早期发现的健康状态，

　○ 确认正在进行的治疗的适当性，

　○ 促进健康（例如筛查和免疫）。

在英国，《平等法案》（2010 年）规定公共服务，包括医疗保健服务，有义务做出合理调整，以确保它们满足自闭症谱系障碍和/或学习障碍患者的需求。综合医院内的社区学习障碍团队和学习障碍联络护士支持医疗保健服务进行合理调整。

案例简介：合理调整临床护理。

　　戈登的全科医生安排在家探望戈登，因为戈登在熟悉的环境中会更放松。在家里，戈登能够用符号来表示他牙痛。看护人解释说，戈登太焦虑了，不能忍受看牙医或刷牙。全科医生为可能出现的牙痛开了止痛药，并将其转诊给牙科专家服务中心，牙医发现戈登缺乏同意牙科检查和治疗的能力，并与全科医生和戈登的家人及看护人一起决定，在镇静下进行检查和治疗是最适合戈登的方式。

　　牙科检查显示戈登有严重的龋齿，需要两次拔牙。从牙科手术中恢复过来后，戈登比较快乐，食欲恢复了正常，也不再打自己的脸了。全科医生还建议戈登向当地社区学习障碍团队寻求帮助，以减少他在刷牙、去看全科医生和牙科预约方面的痛苦。

自闭症、学习障碍和挑战性行为

一些患有自闭症谱系障碍和学习障碍的人被描述其行为具有挑战性，也被称为"挑战性行为"。这不是医学或精神病诊断，是在描述问题行为的影响而不是原因。

挑战性行为：
- 表示严重程度、频率或持续时间足以威胁个人或他人人身安全或限制其使用社区设施的行为。
- 示例包括：
  - 对自己的身体攻击（例如，咬或打自己）；
  - 对他人的身体攻击（例如，打、踢、咬他人）；
  - 对环境或财产造成破坏（例如，投掷和打碎物体）。

如同对任何有关行为的担忧一样，必须探索潜在的身心健康及环境/社会因素。解决了这些因素后，社会心理干预就成为关键。这些都通过对行为的前因、行为及后果的详细分析来支持。由此，支持患者的人将学习如何调整触发因素和后果，以减少行为的发生。

早期实施心理社会干预措施非常重要，能够防止挑战性行为变得根深蒂固，并减轻对患者及其支持者的影响（例如，看护人所承担的压力）。

对于成人自闭症谱系障碍和学习障碍患者的行为，目前尚无有效的药物治疗方法。当心理社会干预措施的效果有限，或行为对个人或他人造成严重的风险时，可考虑使用针对特定症状的精神药物（例如，降低焦虑的 SSRIs）。

在开具精神药物处方时，应定期检查疗效、不良反应及是否需要继续或停用。

对待自闭症谱系障碍和学习障碍患者挑战性行为的方法（改编自英国国家卫生与临床优化研究所针对挑战性行为和学习障碍的指南NG11，2015年）。
1. 考虑可能的潜在原因：身体健康、心理健康、环境/社会因素；
2. 首先根据行为的功能分析提供心理社会干预；
3. 当对心理社会干预的措施反应有限时，考虑针对特定症状（如焦虑）的药物干预措施；
4. 当因挑战性行为的严重性而无法提供心理社会干预时，仅考虑药物干预。

精神药物、自闭症与学习障碍

在英国，对于为自闭症谱系障碍和/或学习障碍患者开具不当的精神药物处方的担忧，使得人们努力改善该领域的临床实践。

停止学习障碍、自闭症或两者兼而有之的患者过度用药（STOMP）。

·2016 年，英国国家医疗服务局（NHS England）做出 STOMP 承诺，减少自闭症谱系障碍和 / 或学习障碍患者使用不适当的精神药物。

·STOMP 工具包提供了在初级保健和综合医院减少和停止精神药物治疗的指导（见延伸阅读）。

初级保健临床医生能够很好地识别自闭症谱系障碍和 / 或学习障碍患者的精神药物处方不当，尤其是那些不再接受二级专科护理服务的患者。

年度健康检查为初级保健临床医生提供了一个审查精神药物治疗反应和不良反应的机会。当考虑减少精神药物治疗时，初级保健医生应该考虑将患者转诊给学习障碍方面的精神科医生。

延伸阅读

［1］Equality Act 2010. London: The Stationery Office.

［2］Heslop P, Blair PS, Fleming P, et al. The Confidential Inquiry into premature deaths of people with intellectual disabilities in the UK: a population - based study. Lancet 2014; 383: 889 – 895.

［3］Hirvikoski T, Mittendorfer - Rutz E, Boman M, et al. Premature mortality in autism spectrum disorder. British Journal of Psychiatry 2016; 208: 232 – 238.

［4］Mental Capacity Act. 2005. London: The Stationery Office.

［5］National Institute for Health and Care Excellence (NICE). Challenging behaviour and learning disabilities: prevention and interventions for people with learning disabilities whose behaviour challenges. NICE guideline NG11. London: NICE, 2015. Available from: https://www.nice.org.uk/guidance/ ng11. Accessed: 21 November 2018.

［6］NHS England. Stopping Over - Medication of People with a learning disability, autism or both (STOMP): toolkit for reducing inappropriate psychotropic drugs in general practice and hospitals. Available from: https:// www.england.nhs.uk/wpcontent/uploads/2017/07/stomp - gp - prescribing - v17.pdf. Accessed: 21 November 2018.

［7］Royal College of General Practitioners. Health checks for people with learning disabilities toolkit. Available from: http://www.rcgp.org.uk/ clinical - andresearch/resources/toolkits/health - check - toolkit. aspx. Accessed: 21 November 2018.

第十三章　自闭症成人的性别认同

Alison Stansfield, Padakkara Saju, Isabelle Gately, Kate Cooper,

Derek Glidden, and Ruth Bevan

概述

- 自闭症患者被转诊到性别认同服务机构的比例过高。
- "性"是指一个人基于其生殖器/身体外表的生理构造。
- "性别"是一种心理、社会和文化建构。
- 当一个人由于生理性别和性别认同不匹配而感到痛苦时，就会出现性别焦虑症。
- 一组复杂的生物和环境因素促成了个人的性别认同。
- 在与变性人交流时，使用可接受的语言至关重要，因为他们很脆弱。
- 性别焦虑症放大了自闭症的特征，这可以在一定程度上解释为什么有性别焦虑症的人自闭症患病率增加。

越来越多的证据表明，自闭症患者被转诊到性别认同服务机构的比例过高。

自闭症患者每天都在社交互动中苦苦挣扎。研究表明，他们也可能改变自我表征（在思考和理解自己时遇到问题）。对于一些自闭症患者来说，除了研究他们如何适应一个精神正常的世界之外，性别问题也可能是令人困惑的。那么，我们如何确保评估能够使那些性别焦虑的人得到治疗呢？

"跨性别"：您需要了解什么

把性作为一种生物建构和把性别作为一种心理社会建构的划分是有用的，但是在许多文化中，性、性别、性别角色表达以及性吸引力和性取向是混淆在一起的。"建构"一词用来表示一个复杂的概念，它可能包含各种概念元素，这些概念元素通常可以（但并不总是）被认为是主观的，而不是经验的。

性别认同是一个人内在感觉和体验到的性别观念，既是男人，又是女人，或者是两种性别的结合，或者两者都不是（无性别）。

最终，性别认同是由自己定义的。这意味着术语的扩散，因为人们想要表达自己独特的身份。

性别认同不必是固定的。对一些人来说，性别是流动和多变的。许多人都会经历一定程度的性别失调。

与性别认同有关的不同术语：

性。基于他（她）们的生殖器官／身体外表的生理构造；传统上，人们认为性是二元的，男性或女性，但这太简单化了。

性别。性别是一种心理、社会和文化建构。

顺性别。如果一个人对在出生时被指定的性别感到满意，他们被描述为"顺男性"（对男性的指定性别感到满意的生物学男性）或"顺女性"。

跨性别／非二元。用以描述任何跨越传统性别界限的人，如身份、角色或表达方式；性别的认同和体验不属于男女二元性别的人；非二元认同有多种形式（例如，流动性别、中性人、无性别）。

性别焦虑症——这是什么

性别焦虑症是指性别认同与指定性别或性特征之间存在明显的不一致，并与痛苦或不适有关。在这种情况下，个人的功能（社交和职业）可能会受到严重损害，他们可能需要激素和／或手术治疗来解决性别不协调。治疗是个性化的，并基于最佳实践指南。

性别认同发展与自闭症——我们所知道的有哪些

一组复杂的生物和环境因素会影响个体的性别认同。性别认同是在社交世界中发展出来的，这个世界是自闭症患者难以驾驭的。在典型的发育过程中，儿童在2.5~3岁时就知道他们的性别组。在发育过程中，性别规范通过其看护人的行为含蓄而明确地传授给儿童，并得到其他儿童的强化。此外，如果儿童违反性别规范，他们很可能会受到同龄人的欺负和排斥。从青春期到成年，这种顺从的压力会减少。自闭症儿童和年轻人不太适应社交世界，因此可能不太了解与性别有关的社会规范和规则，特别是在他们的早期发育阶段。

目前的文献表明，在自闭症社区有很高的性别差异率，在那些去性别认同诊所就诊的人中，自闭症的发生率很高。

使用可接受的语言

在与跨性别群体互动时，使用可接受的语言至关重要，临床医生应意识到这一点。

对非二元个人使用正确的代词是很重要的，因为他们经常使用"他"和"她"之外的代词。

将"他们"用作单数代词可能会引起混淆，因为这首先在语法上似乎是不正确的。实际上，当性别未知时，我们始终使用"他们"来指代某个人。

只有当我们使用"他们"来指称某个特定的人时，才会"感觉"不自然。这是一个暴露和实践的问题：随着我们习惯于看到和使用它，变得更加自然。

"跨性别"是个形容词。

· 它不应被用作名词（"跨性别者"）或动词；

· 和所有形容词一样，形容词与所描述的词之间应该有一个空格：例如，"一个跨性别女性""一个顺性别男性"。

不同的术语。

虽然我们通常指的是"跨性别女性"和"跨性别男性"，但有时可以这样说：

· 所有出生时被指定为男性的人（AMAB）；

· 所有出生时被指定为女性的人（AFAB）；

例如，"AFAB 人群患乳腺癌的风险更高"是一种比较简单的方式表述：

"顺性别女性、跨性别男性和出生时被指定为女性的非二元个人患乳腺癌的风险更高"，

AMAB 和 AFAB 是"女性身体"或"生理上男性"等过时术语的更尊重的同义词。

"他们"的单数用法。

考虑以下对话：

A：我今天去看医生了。

B：真的吗？他们说了什么？

在询问和确定正确的代词后，务必使用正确的代词。

正确使用代词。

"您喜欢什么代词？"（尤其是如果你所称呼的人是跨性别者）

如果你不确定某人是否更喜欢非标准代词，可以询问如下问题：

"您希望我如何称呼您？"可以以一种让跨性别者在披露该信息时感到安全的方式开启对话。

应采取的做法是询问跨性别者想要使用的名字，并始终使用该名字。该名字可能不一定总是与其 NHS 记录上的名字相同。值得牢记的是，合法更名的成本可能令人望而却步，需要实际的收入和稳定的住所，而跨性别群体中的无家可归者和失业率很高。

性别焦虑症与自闭症

英国的跨性别健康中心接受自闭症患者的转诊，与正常人群的转诊方式相同。然而，自闭症患

者的性别焦虑症的临床病史可能并不典型。

自闭症患者性别焦虑症的不同表现：

· 早期的性别不协调史可能会因自闭症障碍而消失和／或被掩盖；

· 对其内在性别认同／经历的与出生指定性别有关的烦躁不安的认识，可能会延迟到青春期或更晚；

· 他们可能会描述自己在游戏和更多在线空间中的性别认同和性别角色探索；

· 他们可能会用较少的语言交流情感内容来描述他们的性别焦虑史的更多认知；

· 存在严重的性别焦虑症时，自闭症唤醒和／或"崩溃"的历史可能很重要；

· 他们可能在"双向性别认同"方面存在困难，即理解自己对性别的内在体验和他人对自己性别的体验可能不同（即其他人可能并不认为他们是男性，但他们认为自己是男性）。

为自闭症患者提供跨性别医疗保健可能会因多种原因而面临挑战，尽管情况并非总是如此。当对自闭症和／或跨性别保健的知识或培训有限时，这些困难可能会被放大。

向自闭症患者提供跨性别医疗保健面临的挑战：

· 双向沟通的困难；

· 治疗配合的困难；

· 社交功能的困难；

· 合并身体健康问题；

· 合并心理健康问题；

· 地理位置；

· 环境因素；

· 与他们的家人、专业人士和／或社交网络有效合作。

对于自闭症患者性别焦虑症的治疗效果，目前还没有强有力的研究，但一些专业人士认为，治疗效果并不比治疗正常人群的性别焦虑症差。在普通人群中，包括激素治疗和性别确认手术在内的治疗效果都非常好。因此，自闭症不是，也不应该成为跨性别医疗保健的障碍。

并存智力障碍、自闭症和性别混乱

患有自闭症和智力障碍的人在性别认同方面有相似的经历（图13-1）。然而，这一领域的证据基础有限。

扫码获取
☆配套电子书
☆专业公开课
☆案例分析
☆行业资讯

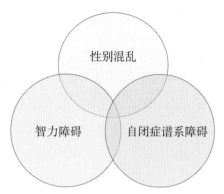

图13-1　自闭症谱系障碍（ASD）、合并智力障碍（ID）和性别混乱（GV）之间的重叠

自闭症和智力障碍患者的性别混乱表现：

- 这方面的研究有限；
- 这一群体没有具体的证据基础或指导方针；
- 认知能力会影响表现；
- 个人可能会表现出一些行为，而不是声明自己的性别；
- 性别混乱不太可能出现在不说话的人身上；
- 如果存在的话，关于性别角色和性行为可能会有更严格的看法；
- 自尊心低下是一个未被充分认识的问题，可能导致某些人想要更改其性别认同；
- 榜样可以很有影响力，为性别提供模板，这些并不总是有用的。

对智力障碍、自闭症和性别焦虑症患者不能一概而论。期望每个性别焦虑症患者都会有类似的"典型"病史是没有帮助的，而且可能是有害的。患有智力障碍和自闭症（或同时存在应予以适当管理的心理健康问题）不应成为获得适当专门团队和个人帮助和支持的障碍。临床经验表明，适当的治疗可以产生积极的效果。

与智力障碍和自闭症患者合作的技巧：

- 使用适当的语言；
- 检查他们是否理解；
- 通过思考和谈论帮助患者探索其性别认同；
- 探索不应局限于门诊室，而应继续在室外、家庭和社区进行（这可能会遇到阻碍）；
- 挑战对性别认同，尤其是性别角色或是性行为的刻板态度；
- 坦率地讨论期望，它们可能不现实，并可能会导致失望；
- 考虑环境对人的健康和安全的影响。

心理能力与性别

与该主题相关的能力问题经常被提出，心理能力是指能够自己做出决定，但性别不是一个可以做出的决定，因此不能在能力的支持下受到挑战。然而，在治疗和社会转型方面可能需要能力评估和最佳利益决策。

延伸阅读

[1] Bedard C, Zhang HL, Zucker KJ. Gender identity and sexual orientation in people with developmental disabilities. Sexuality and Disability 2010; 28: 165－175.

[2] Bejerot S, Eriksson JM. Sexuality and gender role in autism spectrum disor－ der: a case－control study. PLoS One 2014; 9: 1.

[3] Carver PR, Yunger JL, Perry DG. Gender identity and adjustment in middle childhood. Sex roles 2003; 49: 95－109.

[4] De Vries A, Noens I, Cohen - Kettenis P, et al. Autism spectrum disorders in gender dysphoric children and adolescents. Journal of Autism and Developmental Disorders 2010; 40: 930－936.

[5] George R, Stokes MA. Gender identity and sexual orientation in autism spectrum disorder. Autism 2017; 22: 970－982.

[6] Jones R, Wheelwright S, Farrell K, et al. Brief report: female - to - male trans－ sexual people and autistic traits. Journal of Autism and Developmental Disorders 2012; 42: 301－306.

[7] Kristensen Z, Broome M. Autistic traits in an Internet sample of gender variant UK adults. International Journal of Transgenderism 2015; 16: 234－245.

[8] Maccoby EE. The Two Sexes: Growing Up Apart, Coming Together, Vol. 4. Harvard University Press, 1998

[9] Pasterski V, Gilligan L, Curtis R. Traits of autism spectrum disorders in adults with gender dysphoria. Archives of Sexual Behavior 2014; 43: 387－393.

[10] Royal College of Psychiatrists. CR181: Good practice guidelines for the assessment and treatment of adults with gender dysphoria. Avialable from: http://www.teni.ie/attachments/14767e01 - a8de - 4b90 - 9a19 - 8c2c50edf4e1. pdf. Accessed: 20 November 2018.

[11] Skagerberg E, Di Ceglie D, Carmichael P. Brief report: autistic features in children and adolescents with gender dysphoria. Journal of Autism and Developmental Disorders 2015; 45: 2628－2632.

第十四章　自闭症成人的社会生活

Frances Needham

概述

- 在被诊断为自闭症之后，人们会经历许多情绪，其中一些类似于悲伤时的情绪。
- 在英格兰，被诊断为自闭症的成年人可以要求社会服务机构根据他们的需要进行评估。
- 患有自闭症的学生可以申请残疾学生津贴，以协助他们获得学业支持。
- 被诊断的成年人可以通过转诊给残疾就业顾问申请就业帮助。
- 员工可以请求就业和合理调整等方面的支持。
- 在进行健康评估和干预时，健康医院证明可以提供帮助。

注：本章中有关可用资源的信息是针对英国的（在英格兰、苏格兰、威尔士和北爱尔兰之间会有所不同），但也可能适用于生活在英国境外的人。

应对自闭症诊断

自闭症的诊断可以帮助一个人理解为什么他们是这样的；有些人把这描述为一个"灯泡时刻"。它还可以帮助家庭成员、教师、朋友和雇主理解为什么这个人的思想和行为与其他人不同，这使他们能够更好地支持受影响的个人。诊断还可以使人们更容易地识别合并的其他疾病，例如心理健康问题，并且可以更早地进行诊断。

自闭症患者在诊断后如何应对取决于他们的个性和周围的支持机制。

在诊断出自闭症后，人们通常会感受到多种情绪：有些人感到宽慰，因为他们现在对自己与他人不同的原因得到了解释；其他人则体验到悲伤的典型感觉，例如震惊或难以置信。许多成年人和他们的看护人对他们的困难没有得到学校或其他专业人士的承认而感到愤怒；其他人则一直认为是由他们自己的个性造成的行为不再属于他们，而是属于自闭症的诊断。有些人可能需要时间来接受诊断，看到前进的方向，并承认自己与同龄人不同。

案例简介：

约翰是一位 47 岁的男子，他来做自闭症评估。他不确定自己是否患有自闭症，但总觉得自己和别人不一样。他有很多痴迷的兴趣爱好，比如从 10 岁开始收集瓷器蛋杯，制作 Airfix 模型，这些模型他一直保存着，但从未玩过。他可以热情地和家人谈论自己的兴趣爱好，但很难与工作中的人闲聊，午餐时间他更喜欢独自坐在办公室的一角，阅读自己感兴趣的东西。他小心地摆放好桌子上的东西，不喜欢在打扫桌子时挪动它们。他总是把每天要完成的任务列成一张清单，并严格执行。由于缺乏与同事的互动，难以适应工作场所的变化，约翰经历了一次艰难的工作评估，没有实现他希望的晋升。约翰一直认为他的行为和受限的社交互动是他个性的一部分。约翰发现其他自闭症患者也有强烈的兴趣和相似的行为，而这些不仅仅是他自己的特质，约翰需要时间来适应他的诊断。

然而，在得到诊断后，他能够向雇主提供有关自闭症的信息，雇主提前通知并准备工作场所的变化，他还能够与其他雇员谈论他的诊断结果。

案例简介：

珍妮是一位 35 岁的女性，她的心理健康护士曾鼓励她寻求评估。珍妮取得了考古学硕士学位，但在面试中遇到了困难，没有找到合适的工作。她一再表示，她不认为自己患有自闭症，并被告知她不必进行评估，而是继续预约就诊。珍妮有一个习惯，就是一连几个小时不停地摆弄她的头发，她不喜欢别人碰她。她会反复打电话给专业人士解释说，由于她的智力能力，她不可能患有自闭症。当被诊断为阿斯伯格综合征时，她非常生气。尽管参加了随访，但她还是不接受诊断。六个月后，她联系了该服务机构，说经过广泛的研究和阅读，她现在认识到自己确实患有自闭症，在求职申请中承认自己的诊断后，她得以获得面试机会，并获得了一份考古学工作。

诊断后评估

许多诊断服务提供随访预约，以便为被诊断的成年人提供更详细地讨论其诊断的机会，并提供有关当地服务的信息。根据《2009 年自闭症法案》，当地社会服务机构应向接受诊断的成年人提供需求评估（看护人也有权接受评估）。评估应由接受过自闭症相关问题培训的人员进行。评估并不自动启用服务，因为许多患有自闭症的成年人不需要额外的支持或专业服务。然而，需要注意的是，即使是那些智商高的人也会发现有一些日常生活活动方面的困难，需要帮助来计划膳食、购物、预算及安排约会。保留诊断信或报告的副本至关重要，因为这可以帮助为那些接受继续教育或就业及申请福利的人进行合理的调整。

学生

患有自闭症的大学生可以申请残疾学生津贴。诊断可以提供与学业相关的支持，如时间管理、工作计划、结构、日常生活和考试安排等方面的帮助。一些大学为被诊断为自闭症的学生设立了支持小组。一些进修和高等教育机构提供安静的房间或空间，供患有自闭症或心理健康问题的人在感到不知所措时使用。

就业

许多被诊断为自闭症的成年人仍然很难找到工作，但一些雇主承认，那些被诊断为自闭症的人在工作场所可以提供很多东西，因为他们可以可靠地工作，拥有良好的时间管理技能和对细节的关注，并且以非常高的标准执行，尤其是在与专业技能相关的领域。尽管如此，据估计，约有20%的自闭症成年人从事全职工作，而且这一数字多年来一直保持相对稳定。

自闭症患者在许多不同的领域工作，包括艺术和科学；然而，为了在某些角色中茁壮成长，自闭症患者可能需要一个特别适应的工作场所或角色，以及一个富有同情心的直管经理。根据《残疾歧视法》，雇主必须对诊断为自闭症的人进行合理调整。这可以包括安静的工作空间、在繁忙的办公室使用耳机来隔绝噪音、可调节的照明及帮助其与其他员工沟通。

可通过转诊至残疾就业顾问获得就业支持，当地就业中心可提供协助。国家自闭症协会在其网站上为雇主和雇员提供了情况说明书。

社交活动

患有自闭症的成年人通常会发现自己非常孤立，他们可能会乐于通过自闭症中心、当地支持小组和特殊兴趣小组来认识其他人。社交媒体也有助于那些认为社交互动特别困难的人。一些电影院现在提供适合自闭症患者的电影放映，减少声音，增加光线，有机会四处走动，电影在指定时间开始放映，没有长时间的广告。有些剧院还为自闭症患者提供特别表演。步行团体、自行车俱乐部、跑步团体、网球俱乐部和蹦床团体可以提供与他人见面和定期锻炼的机会，这有助于缓解焦虑。人们认为，参加这样的消遣活动可以在主观和客观上改善自闭症患者。

保持安全

患有自闭症的成年人可能非常脆弱，他们的需求可能并不总是得到他人的认可。对于那些能够独自外出的人，使用国家自闭症协会提供的自闭症警示卡，可以在困难时提供帮助，并可以向那些可能无法理解为什么此人在沟通或社交互动方面有困难的警察或卫生专业人员出示。定期给朋友或亲戚打电话，尤其是晚上外出时，可以帮助降低容易不知所措的人的风险。自闭症患者在压力和焦虑的时候可以使用各种各样的手机应用程序，这些应用程序可以提醒他们该做什么、联系谁。远程监护（Telecare）的使用对那些在家庭环境中可能会使自己处于危险中的人也是有用的。

居住

每个人对居住的要求各不相同，在某个时间点上对一个人来说很好的住所，当个人情况发生变化时，可能就不太好了。在英国，个人可以从社会服务机构或当地房屋管理局获得有关他们所居住的地区的进一步建议。

一些患有自闭症的成年人继续与家人长期生活多年。受不同方法、地理位置和时间长度的影响，估计值各不相同，但据一项调查显示，只有不到 20% 的自闭症成年人独立生活。在这种情况下，家庭成员可以通过看护人的评估来满足他们的需求，尽管家庭成员非常谨慎和专注地做出安排，但双方有时都需要休息一下，在这种情况下，临时看护可能会非常有帮助。

家庭支持 / 家庭护理包括让护理人员定期到访个人家中。这可以由个人 / 他们的家庭或理事会资助。这个选项对那些需要个人护理、家政、看护和陪伴方面帮助的人很有用。它可以采取不同的时长，也可以是长期的，持续 24 小时以上。

居所护理是一种共享住房计划，居民可以得到工作人员的支持（通常是 24 小时不间断），能够过上相对独立的生活。其他选择包括支持生活计划、家庭共享计划和支持住宿计划。

人际关系

重要的是要理解，认为自闭症患者是孤独的、不重视接触的人，通常是不正确的，而且亲戚之间的多种多样的关系，包括友谊和更亲密的关系，对自闭症谱系障碍患者的影响很大（图 14-1）。但是，与该病症的核心特征相关的困难，社交沟通和社交互动困难及其他相关问题，可能给受影响的人及他们最亲近的人带来特殊的挑战。尽管存在这些挑战，许多自闭症成年人还是有伴侣和儿童，并学会了有效地解决自己的困难。有很多书，包括一些自闭症患者写的书，对患者和那些与他们有关系的人是非常有用的。

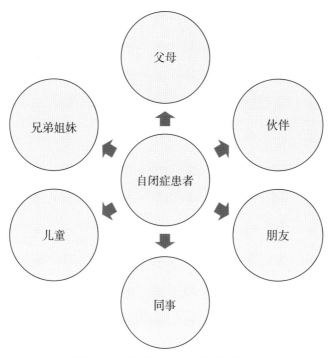

图14-1　自闭症患者的不同关系

健康需求

自闭症患者可能会经历与普通人群相同的心理和生理疾病，但他们患某些疾病的风险更高，且有充分的证据表明他们因自杀和癫痫导致的死亡率增加（见第十五章）。有些人可能对疼痛不太敏感，但不会将不适传达给其他人，因此当他们确实出现症状时，就处于危机状态。自闭症患者入院时会感到非常紧张，因为他们在沟通和社交互动方面存在困难，并且对噪音过敏。《我的医院通行证》（My Hospital Passport）可以从国家自闭症协会网站免费下载，是非常有用的文件，因为自闭症患者和他们的看护人可以一起填写和更新。复印件可以交给全科医生、牙医和其他卫生专业人员，如果病人需要住院评估，可以保留复印件以备使用。保留一份自闭症说明小册子是很有用的。

环境

自闭症领域的专家们越来越意识到环境对自闭症成年人的影响，人们普遍认为，诸如奶油色墙壁、厚的素色地毯及使用自然或可调节照明等调整措施都会有所帮助。避免使用板条百叶窗可以减少一些人的光线问题。对于那些需要可预测性的人来说，为特定的活动安排特定的房间也很有帮助。在特定的地方用特定的东西组织事物，避免杂乱无章，有助于减少焦虑。对于一些严重残疾的人来说，将电气设备放在上锁的柜子里可以降低风险，而门和门上的警报可以在人们离开房子或花园时提醒看护人。

自闭症患者通常会喜欢摆弄手中或口袋里的东西，例如压力球或缠结，来减轻焦虑。有些人发现捏压雕塑黏土令他们感觉舒服。在人们感到不知所措的时候有一个让人们感觉安全的空间，比如一个有足够围栏的花园，能够有所帮助。对于对噪音敏感的人，使用纸巾代替干手机更有用。意识到一些人在使用强力消毒剂、清洁材料、洗发水和香水方面有困难，就能够想办法减少感觉困难。在任何时候都不要对环境做太多的改变（例如，对自闭症患者的工作空间），并且要对任何变化予以提前解释（例如，重新装修）。为适应自闭症患者的需要而改变环境的组织可以申请国家自闭症协会的自闭症友好奖（National Autistic Society Autism Friendly Award）。

满足感官需求

自闭症患者可能对噪音、光线、味觉、质地和气味过敏或低敏感。他们在空间意识、平衡和协调方面也有困难。

使用护耳器或耳塞可以帮助那些对噪音过敏的人，但在交通繁忙的地方使用它们时需要格外小心。耳塞和遮光窗帘有助于缓解睡眠困难。有些人发现，如果对光过敏，使用有色镜片是有帮助的。逐渐引入新的口味和食材可以帮助那些因为感官问题而限制饮食的人。

触觉问题也会造成困难。自闭症患者有时会因为极度焦虑而脱掉衣服，因为他们再也无法忍受其质地，而其他人则很不愿意换成不同的衣服。在这种情况下，购买几件患者可以忍受的相同的服装可能会有所帮助。要购买不含强烈香味的洗护用品，例如那些皮肤敏感的人使用的洗护用品，可能有助于鼓励人们洗澡或淋浴，而用非生物洗衣粉洗涤衣物，这样会降低过敏性。

可预见性

自闭症患者喜欢提前知道会发生什么，因为这样可以减少焦虑。使用日历或日记提醒人们事件或预约，以及在手机上使用应用程序都很有帮助。个人时间表对那些同样有学习障碍的人是有帮助的。对于那些喜欢视觉提示或者对文字有困难的人来说，在制作视觉日程表时，符号的使用是很有帮助的。

沟通和社交互动

对自闭症患者来说，这个世界可能是一个非常混乱的地方，听对话有时会感觉好像人们在说外语。自闭症患者需要时间来处理所说的内容，有些人可能需要重复对话来试图理解他们所获取的内容。看护人和亲属可以通过一次说一件事并使用清晰的语言来帮助他们，而不使用具有多个含义的单词和短语。

有些自闭症患者觉得他们想认识其他人，但很难开始交谈。除了参加社交技能培训之外，记住一个谈话开场白的清单，比如"你今天在做什么？"和"你今年休假了吗？"也是有帮助的。

写下诸如如何使用洗衣机和其他家用设备的说明可以促进自闭症患者的独立性；带有照片或符号的简单易读的食谱对那些难以遵循常规食谱的人很有帮助。

圣诞节和其他特殊场合

尽管许多人喜欢特殊的活动，如圣诞节、聚餐和家庭聚会，但对于自闭症患者来说，他们感觉到的压力可能很大。自闭症患者通常无法应对大量噪音和不得不与一屋子人互动，他们会尽量避免此类事件。因此，特别活动必须事先精心策划，如果需要，要设计逃离庆祝活动的机会。卡罗尔·格雷发明的社交故事可以帮助患有学习障碍和自闭症的成年人为特殊事件做准备，比如搬家、度假或诸如婚礼这样的家庭聚会，或者在特定的情况下获得社交技能。确保有一个单独的房间可以用于逃避，使用耳机和iPad都会很有帮助。

驾车

据估计，只有27%的自闭症患者有驾驶执照。虽然自闭症本身并不是驾驶能力的障碍，但可能是一种影响驾驶的病症，例如，因为并存有癫痫症。在英国，在这种情况下，患者必须告知驾驶员和车辆许可机构（DVLA）。

延伸阅读

［1］Atwood T, Evans C, Lesko A, et al. Been there. Done That. TRY THIS! An Aspie's Guide to Life on Earth. London: Jessica Kingsley, 2014.

［2］Autism Act 2009. Available from: http://www.legislation.gov.uk/ukpga/2009/15/ contents. Accessed: 21 November 2018.

［3］Booth J. Autism in the work place. Trades Union Congress, 2014. Available from: https://www.tuc.org.uk/sites/default/files/Autism.pdf. Accessed: 21 November 2018.

［4］Gray C. The New Social Story Book. Future Horizons, 2010.

［5］Henninger N, Taylor J. Outcomes in adults with autism spectrum disorder: a historical perspective. Autism 2012; 17: 103－116.

［6］National Autistic Society. www.autism.org.uk/

［7］National Autistic Society. The autism employment gap: too much information in the workplace. NAS, 2016.

［8］National Institute for Health and Clinical Excellence. Autism spectrum guidance in adults: diagnosis and management. NICE Guideline CG142. London: NICE, 2012 (updated 2016). Available from: https://www. nice. org.uk/guidance/cg142. Accessed: 21 November 2018.

［9］Think Autism. Fulfilling and rewarding lives, the strategy for adults with autism in England: an update. Available from: https://www.gov.uk/ government/uploads/system/uploads/attachment_data/file/299866/ Autism_Strategy.pdf. Accessed: 21 November 2018.

扫码获取
☆配套电子书
☆专业公开课
☆案例分析
☆行业资讯

第十五章　自闭症与寿命

Alwyn Kam

> **概述**
>
> ·自闭症与寿命缩短有关。
> ·平均来说，自闭症患者比普通人群早16年死亡，而有学习障碍的人平均比普通人群早30年死亡。
> ·患有自闭症和学习障碍（智力障碍）的人死于神经系统疾病（尤其是癫痫）的风险增加，而没有学习障碍的自闭症患者则有自杀的风险。
> ·在整个生命过程中，自闭症患者合并症的适当监测和管理都很重要。

越来越多的证据表明，由于生物、社会、环境和卫生保健／供应因素的综合作用，自闭症与寿命缩短和一系列健康问题有关。

较早的研究与死亡率

对自闭症儿童的早期研究指出，导致死亡率增加的原因有多种：癫痫发作和意外事故，如窒息和溺水。研究指出，患有严重学习障碍的人死于呼吸道疾病的死亡率更高。虽然严重学习障碍儿童的死亡率较高，但即使是病情较轻（如轻度学习障碍）的儿童，其预期寿命也会缩短。

许多较早的研究报告说，自闭症成年人比没有自闭症的人过早死亡的风险更大。然而，直到最近，大多数研究规模都太小，无法详细研究其他因素。

本章使用的术语：

学习障碍。也被称为"智力障碍"。有学习障碍的人智商低于70，并缺乏适应社会的能力。

自闭症。这一术语在本章中用来描述自闭症和其他自闭症谱系障碍，包括阿斯伯格综合征。

低功能自闭症。有学习障碍的自闭症患者。

高功能自闭症。没有学习障碍的自闭症患者。

自闭症与死亡率的关键研究摘要：

Shavelle 等人（2001 年）　这项研究跟踪了 1983—1997 年间美国加利福尼亚州所有智商水平的 13111 名儿童。计算出自闭症儿童的死亡率风险比为 2.4。2006 年对该人群进行了重新检查，随访时间为 1998—2002 年，风险比为 2.6。

Mouridsen 等人（2008 年）　丹麦的这项队列研究跟踪随访了 1960—2006 年间的 340 人（包括儿童）。自闭症患者的死亡率风险比为 1.9。这项研究发现女性的死亡率较高，但在学习障碍人群中没有显著差异。

Schendel 等人（2015 年）　1980—2013 年，对丹麦 20492 名自闭症儿童进行了跟踪调查。这项研究计算出自闭症患者的总校正死亡率风险比为 2.0。

Hirvikoski 等人（2016 年）　来自瑞典的病例对照研究项目，观察了 1987—2009 年间确诊的 27122 名自闭症患者。他们研究了不同死因的风险，自闭症患者的总死亡率风险比为 2.56。

死亡率的最新研究

最近的两项研究值得更详细的关注。Schendel 等人（2015）对 1980—2010 年间出生的超过 20000 名丹麦自闭症儿童进行了研究，一直持续到 2013 年。总校正死亡率风险比为 2.0（95% 置信区间为 1.5~2.8），与以前的研究相似。与自闭症患者死亡率升高最密切相关的因素是合并神经疾病的存在（校正后的死亡率风险为 7.6，95% 置信区间为 4.4~13.2）。此外，自闭症患者的心理和 / 或行为障碍与死亡率的增加相关（校正后的死亡率风险比为 2.6；95% 置信区间为 1.8~3.8）。

故意自残导致死亡的风险增加了 4.6 倍，而且这些人中的大多数都患有已知的精神和 / 或行为合并症。研究者发现，儿童和年轻人的总体死亡率相当低（仅影响 0.3% 的自闭症患者），18 岁以下儿童的死亡风险在统计学上没有显著提高。

Hirvikoski 等人进行的瑞典研究（2016），对瑞典国家登记册中 27122 名诊断为自闭症患者的记录做了研究，并分析了预期寿命、主要死因、学习障碍和性别等因素的影响。

这项研究将自闭症患者分为两组：低功能自闭症，包括患有学习障碍的自闭症成人（即智商低于 70）；高功能自闭症，包括智力处于平均水平或高于平均水平的自闭症成年人（智商 70 或以上）。

总的来说，在这项研究中，与非自闭症患者（匹配的人群对照组）相比，自闭症患者死亡率增加了很多（2.56 倍）。除感染外，大多数病因的死亡率都有所增加。在有学习障碍的自闭症患者中，这包括因神经疾病（包括癫痫）死亡的风险显著增加，而那些没有学习障碍的自闭症患者自杀死亡的风险增加（图 15-1）。

总的来说，与匹配的人群对照组相比，低功能自闭症患者的死亡率增加了 5 倍多，高功能自闭症患者的死亡率增加了 2 倍多。

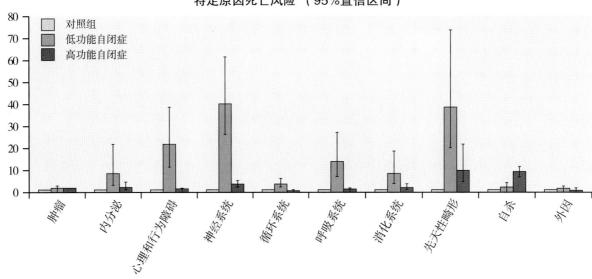

特定原因死亡风险*（95%置信区间）

图例：
- 对照组
- 低功能自闭症
- 高功能自闭症

横坐标：肿瘤、内分泌、心理和行为障碍、神经系统、循环系统、呼吸系统、消化系统、先天性畸形、自杀、外因

* 基于 Hirvikoski 等人，2016 年

低功能自闭症： 由于不同类型的疾病，包括先天畸形、心理健康和行为状况，以及神经系统和呼吸系统疾病，导致死亡的风险更高。

高功能自闭症： 自杀作为死亡原因的死亡率在统计学上有非常显著的差异。

图15-1　特定原因死亡率风险和重要发现（基于Hirvikovski等人研究，2016年）

性别差异

Schendel 等人（2015 年）发现，患有自闭症的女性相对于男性有更高的死亡风险。

Hirvikovski 等人研究发现，与普通人群相比，男性和女性自闭症患者的死亡率都有所上升，但低功能自闭症患者的死亡率最高。与无自闭症的女性相比，患有低功能自闭症的女性死亡率增加了8.5倍（表 15-1）。死亡原因与性别有关，男性神经和循环系统疾病的死亡率更高，而内分泌系统疾病、先天性畸形和自杀导致的死亡人数更多。

表15-1　两项大型研究中男性和女性死亡风险的比较

研究	一	男性	女性
Hirvikovski 等人（2016年）	低功能自闭症	优势比4.88（95%置信区间4.02~5.93）	优势比8.52（95%置信区间6.55~11.08）
	高功能自闭症	优势比2.49（95%置信区间2.22~2.8）	优势比1.88（95%置信区间1.65~2.14）
	合计	优势比2.87（95%置信区间2.6~3.16）	优势比2.24（95%置信区间1.99~2.51）
Schendel等人（2015年）	—	调整后的风险比1.8（95%置信区间1.2~2.6）	调整后的风险比3.5（95%置信区间1.7~7.0）

预期寿命

Hirvikoski 等人发现，自闭症患者的平均死亡年龄为 54 岁，而匹配对照组的平均死亡年龄为 70 岁。与早期的研究相比，低功能自闭症患者平均在 40 岁之前死亡。这表明，平均而言，自闭症患者的平均预期寿命比普通人群短 16 岁，而有学习障碍的人则提前 30 年死亡（Hirvikoski 等人 2016 年）。

自闭症患者死亡率增加的原因

对死亡率的研究一直显示自闭症患者的死亡率比普通人群（至少）增加了 2 倍。就其本质而言，人口研究关注的是关联（例如自闭症和早逝之间的联系），但无法证明是什么导致了这些差异（因果关系）。另一个复杂的问题是，自闭症患者是一个异质性群体；还有许多其他因素需要考虑，包括是否存在相关的合并症，如心理健康病症和癫痫。

癫痫与自闭症：

· 癫痫发作是一个值得关注的问题，也是与自闭症相关的最常见的神经系统疾病。一般人群中有 1%~2% 的儿童患有癫痫，而自闭症癫痫的患病率要高得多，估计为 5%~38%。一系列的癫痫发作类型见于自闭症和癫痫患者，而不是单一的癫痫或癫痫发作类型。

· 有些自闭症患者在儿童时期会出现癫痫发作，但其他人可能会在青春期甚至成年后出现癫痫发作。癫痫的患病率随着年龄的增长还没有得到很好的研究，但最近的研究结果表明，癫痫发作的风险在成年后仍然很高。

· 癫痫发作与自闭症患者死亡率和发病率的增加有关，某些临床亚组患癫痫的风险更高，例如合并有学习障碍、遗传异常和 / 或大脑畸形的个体。

· 特定的遗传和代谢综合征与自闭症和癫痫发作有关，尽管在许多情况下，即使经过广泛的调查，癫痫发作的原因仍然是未知的。其中许多调查研究可能是在儿童时期进行的。一些遗传疾病包括脆性 X 染色体综合征、结节性硬化症和普拉德－威利综合征，代谢综合征包括线粒体功能障碍和脑叶酸缺乏症。

· 2014 年，NICE（英国国家卫生与临床优化研究所）的证据更新了癫痫和自闭症的研究，并强调需要对自闭症成年人，特别是癫痫患者合并的病症进行适当的监测和管理。

自杀与自闭症：

　　Hirvikoski 等人（2016 年）发现高功能自闭症患者因自杀而死亡的风险大大增加。一般来说，这类人通常同时存在心理健康障碍，但由于他们的智力能力更强，可能对他们的困难缺乏支持，特别是如果他们的自闭症没有得到确诊。自闭症患者通常在社交互动和沟通方面有困难，这会阻碍他们寻求接受帮助和治疗。因此，建议制订适当的服务计划来管理该人群的风险。

目前，有理由推测，可能有许多潜在的原因可以解释为什么自闭症患者更容易出现健康问题。广义地说，包括生物、社会、环境和卫生保健 / 供给因素，这些因素可能会相互作用（图 15-2）。

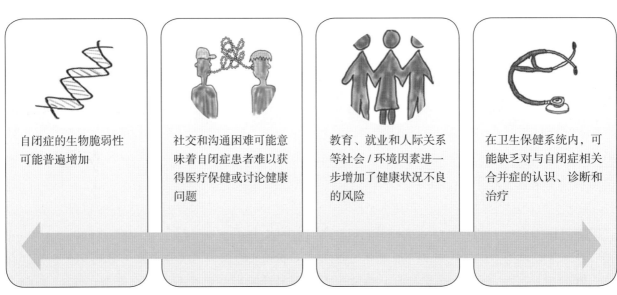

| 自闭症的生物脆弱性可能普遍增加 | 社交和沟通困难可能意味着自闭症患者难以获得医疗保健或讨论健康问题 | 教育、就业和人际关系等社会/环境因素进一步增加了健康状况不良的风险 | 在卫生保健系统内，可能缺乏对与自闭症相关合并症的认识、诊断和治疗 |

图15-2　可能导致自闭症死亡率增加的常见因素

未来方向

尽管越来越多的证据表明自闭症与寿命缩短有关，但对导致自闭症的不同因素（生物、社会、环境和健康供给）如何相互作用的理解有限。

越来越多的证据表明，儿童的自闭症可能与因癌症和心理疾病导致的产妇死亡率（自闭症儿童的母亲）有关，这是未来研究的一个重要领域。

要解决这些问题还需要进一步的工作研究，但在进行这类研究时还需要克服一些阻碍。这包括通过可靠的诊断"捕捉"整个人群中具有代表性的人群，然后对这些有代表性的人群进行多年随访。在关联研究中，能够显示因果关系也是有局限性的。

然而，自闭症和死亡率之间的明确联系要求提高对这一重要议题的认识。如果整个社会都能更好地认识到这一点，就可以为这一课题的研究提供充足的资金。同样重要的是，所有与自闭症患者接触的专业人士（和看护人）都要意识到相关的死亡率和健康风险。重要的是，自闭症的诊断不应仅仅被视为"一个标签"，而且还应被视为受影响的个体可能面临其他影响生命的疾病风险的标志。

延伸阅读

［1］Autistica. 2016. Personal tragedies, public crisis. Available from: www. autistica.org.uk/wp - content/uploads/2016/03/Personal - tragedies - public - crisis.pdf. Accessed: 22 November 2018.

［2］Cassidy S, Bradley P, Robinson J, et al. Suicidal ideation and suicide plans or attempts in adults with Asperger's syndrome attending a specialist diagnostic clinic: a clinical cohort study. Lancet Psychiatry 2014; 1: 142 - 147. doi: 10.1016/S2215 - 0366(14)70248 - 2.

［3］Emerson E, Hatton C, Hastings R, et al. The health of people with autistic spectrum disorders. Tizard Learning DisabilityReview 2011; 16: 36 - 44.

［4］Fairthorne JC, de Klerk NH, Leonard HM, et al. Mothers of children with autism have different rates of cancer according to the presence of intellectual disability in their child. Journal of Autism and

Developmental Disorders 2016; 46: 3106 - 3114.

［5］Fairthorne JC, Hammond G, Bourke J, et al. Early mortality and primary causes of death in mothers of children with intellectual disability or autism spectrum disorder: a retrospective cohort study. PLoS One 2014; 9: e113430. doi:10.1371/journal.pone.0113430.

［6］Hirvikoski T, Mittendorfer - Rutz E, Boman M, et al. Premature mortality in autism spectrum disorder. British Journal of Psychiatry 2016; 208: 232 - 238.

［7］Mouridsen SE, Bronnum - Hansen H, Rich B, et al. Mortality and causes of death in autism spectrum disorders: an update. Autism 2008; 12: 403 - 414.

［8］National Institute for Health and Care Excellence. Autism in adults: evidence update May 2014: a summary of selected new evidence relevant to NICE clinical guideline 142 'Autism: recognition, referral, diagnosis and management of adults on the autism spectrum' (2012). London: NICE, 2014. Available from: https://arms.evidence.nhs.uk/resources/hub/1035112/ attachment. Accessed: 22 November 2018.

［9］Schendel DE, Overgaard M, Christensen J, et al. Association of psychiatric and neurologic comorbidity with mortality among persons with autism spectrum disorder in a Danish population. JAMA Pediatrics 2016; 170: 243 - 250. doi:10.1001/jamapediatrics.2015.3935.

［10］Takara K, Kondo T. Comorbid atypical autistic traits as a potential risk factor for suicide attempts among adult depressed patients: a case - control study. Annals of General Psychiatry 2014; 13: 1 - 8.

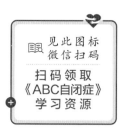

第十六章　自闭症的干预措施

Munib Haroon

概述

· 药物和非药物干预不能"治愈"自闭症的核心特征。
· 自闭症的干预措施应安全、及时、有效、高效、公平和以患者为中心。
· 药物干预应被视为基于行为和/或非药物干预的辅助手段。

在儿童或成年人被诊断为自闭症后，有关干预、治疗和治愈的问题常被提及。虽然干预措施并不缺乏，但没有一种措施可以治愈或能消除这种疾病的核心特征。

一些干预措施是基于对自闭症谱系障碍中缩减困难的理解所支持的合理、明智和实际的考虑，但它们可能缺乏关于其有效性的坚实证据基础。

高质量干预

美国医学研究所在 2001 年发表了一份报告，其中确定了与护理质量相关的六个方面：安全性、及时性、有效性、高效性、公平性和以患者为中心（图 16-1）。自闭症的干预措施，无论是药物治疗还是非药物治疗，医疗保健的任何方面都应反映出这些参数。

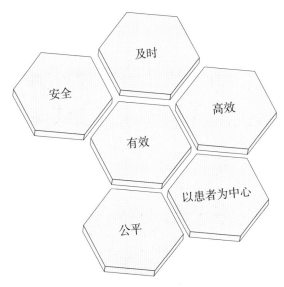

图16-1　高质量护理的六个方面

循证医学

关于自闭症的特定干预措施及如何满足不同方面高质量的护理要求的证据可能来自许多不同类型的研究（图16-2）。由 NICE 和 SIGN 在英国发布的临床指南，基于现有证据提出建议，可能会从临床研究的层次结构中得出结论。有时，尽管没有研究证据，但会根据专家意见提出建议。专家意见可以依据指南开发团队的经验，采用非正式共识程序，也可以使用正式共识方法（例如德尔菲专家小组）明确提出。

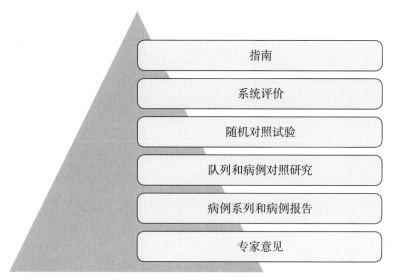

图16-2　证据的层次

儿童非药物干预

这些措施包括了从简单到复杂，从父母可以实施的干预措施到需要专业人员持续支持的干预措施。

行为干预。SIGN于2016年发布的指南指出，自闭症患者应考虑采用带**标记的措施，而带*标记的措施可以考虑用于或可能有益于自闭症患者。没有为其他干预措施提供一般性建议，这些干预措施的获益很小（例如社交故事），或者研究质量使明确建议的制订变得很困难。

- 父母介导的干预 **
- 父母和临床医生主导的干预
- 视觉支持
- 图片交换沟通系统（PECS）**
- 环境视觉支持 **
- 社交技能小组 **
- 基于计算机的干预 **
- 早期强化行为干预
- 接受过应用行为分析技术培训的员工提供的支持 **
- 自闭症及相关沟通障碍儿童的治疗和教育（TEACCH）

- 社交故事
- 认知行为疗法 *
- 听力整合训练
- 感观整合训练与职业疗法 *
- 音乐疗法
- 睡眠的行为疗法 **

并非每种类型的干预都是容易获得的，因为护理委托安排，或当评估为"高质量"时要在经济上合算。偶尔，家长会询问某个项目或治疗的费用是否可以私下支付。在这种情况下，重要的是要实事求是，承认许多干预措施的证据有限，这样父母只有在意识到可能的结果后才会承诺实施代价高昂的方案。

文献中用来描述干预的术语通常可以泛化。例如，"父母介导的干预"一词可用于描述各种不同类型的个体干预的各种措施，其持续时间和频率不同。此外，研究针对自闭症儿童的不同子集测量了不同的结果或使用了不同的工具。这种临床和方法学的异质性会使文献评估和提出概括的"宽泛"建议变得困难。如果干预措施已被证明能改善结果，那么询问改善持续多久也是至关重要的：理想的干预措施将提供永久或至少持久的益处。

例如，最近的一份 Cochrane 综述回顾了早期的强化行为干预，发现并分析了五项研究。这些研究指出，在治疗两年后患者行为和语言得到改善的证据不充分，以及自闭症的核心特征并未得到改善；另一方面，一项针对父母介导的社交沟通疗法的研究发现，在最初的随机对照试验进行了近6年后，儿童表现出长期症状减轻。

作为一般规则，重要的是在药物干预之前考虑行为干预，不是孤立地看待药物治疗，而是作为整体护理的一部分。与药物治疗一样，复杂的行为干预应该由有丰富经验的人实施或由他们领导。

这种干预措施的证据基础正在迅速发展，可能导致 NICE 和 SIGN 等国家机构对目前提出的建议进行修改。

儿童的药物干预

药物治疗不是治愈性的，在长期试验的基础上也没有证明能改善自闭症的核心特征。因此，应将其用于治疗相关的心理疾病和神经发育合并症，或在中短期内解决特定和严重的行为问题，或用于治疗合并的疾病，如癫痫。药物不应孤立地使用，而是在需要时成为更广泛的系列护理的一部分。

在适当的时间，由适当的人为适当的儿童提供适当的药物

在开始药物治疗之前，重要的是评估目标病症或症状是什么，从而选择合适的药物（适当的药物）。不仅要评估儿童的临床表现，还要评估他们的更广泛的情况，包括在学校和家里的情况，以确定是否可以首先（适当的时间）对这些方面进行改进。重要的是，考虑到儿童的其他既往病史（适当的儿童），平衡用药的风险和益处，并确保儿童/患者与看护人讨论和理解这些问题，作为基准要确定治疗应解决的目标特征。然后应该有一个计划，如何监测儿童或年轻人，以及如何管理药物。

药物应该由有能力的人（适当的人）开具处方，并参考适当的指导，如《英国国家处方集》（BNF）。表 16-1 给出了一些有用的药物。

表16-1　可用于自闭症患者特定适应证的药物

第二代抗精神病药，如阿立哌唑	可以在短期内（8周）帮助减少易怒和多动。可能会导致严重的不良反应，处方医生应意识到并与看护人/患者沟通，应在3～4周后复查疗效，如果无效，应在第6周停止用药。 不应该用来治疗自闭症的核心特征
抗注意缺陷多动症药物，哌甲酯	治疗注意缺陷多动症的药物可能非常有效，尽管证据有限，但有证据支持对患有注意力缺陷多动症型症状和自闭症的儿童使用哌甲酯 用其他治疗注意力缺陷多动症的药物治疗自闭症儿童和青少年的证据不太充分，应由有经验者参考国家指南和《英国国家处方集》使用
抗抑郁药选择性5-羟色胺再摄取抑制剂	适用于同时患有抑郁症等疾病的儿童和年轻人
褪黑素	有助于睡眠，同时坚持规律作息时间和保持睡眠卫生。如果在进行行为干预后并没有得到足够的改善，可以在儿童和青少年中考虑这一点。应在咨询具有相关专业知识的儿科医生或精神科医生后开始用药，并应进行适当监测

成人的非药物干预

有许多干预措施可以用来支持患有自闭症的成年人。这些干预措施旨在解决广泛领域内的问题，包括适应性行为、交流、合并心理疾病、日常生活活动、就业和人际关系。

然而，许多药物都是针对儿童和青少年开发的，因此在成人身上的疗效证据是有限的。如果研究规模小或质量低，为成人提出推荐会受到更多阻碍，而且临床决策往往必须基于不清楚或不一致的证据或专家意见。

当然，似乎有一些证据支持在患有焦虑症或抑郁症等病症的自闭症患者中使用某些类型的社交技能项目、行为干预和认知行为疗法，而这些治疗是为没有自闭症的患者提供的（尽管这种治疗可能必须适用于自闭症患者，因为他们在社交沟通和社交互动方面存在核心困难）。

所有这些干预措施应由接受过培训的人员实施，并应持续监测，以确定干预措施是否实现了行为改变的预期目标，并检查是否有任何不良后果。

成年人的药物干预

关于儿童药物治疗的大部分内容适用于成人。使用广泛的药物治疗成人自闭症的特定症状的证据支持有限。然而，这不应该阻止那些受过训练的人使用它们来治疗那些自闭症成年人患有的合并症。应在此基础上使用抗焦虑药、抗抑郁药、褪黑素和治疗注意缺陷多动症的药物。

抗精神病药物在自闭症谱系障碍治疗中的使用得到了国家指南的支持，这些指南基于少量试验（包括两个开放试验，以及对智力障碍成年人的研究，他们的研究结果被外推到患有自闭症的成年人身上），并规定，这不是为了解决自闭症的核心特征，而是针对行为干预无效的挑战性行为。应在3~4周时评估疗效，如果6周后没有效果，则停止用药。

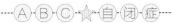

延伸阅读

［1］Institute of Medicine. Crossing the Quality Chasm: A New Health System for the 21st Century. Committee on Quality of Health Care in America. Institute of Medicine. Washington, DC: National Academies Press, 2001.

［2］Pickles A, LeCouteur A, Leadbitter K, et al. Parent - mediated social communication therapy for young children with autism (PACT): long term follow - up of a randomised controlled trial. Lancet 2016; 388: 2501－2509.

［3］Reichow B, Hume K, Barton EE, et al. Early intensive behavioral intervention (EIBI) for young children with autism spectrum disorders (ASD). Cochrane Database of Systematic Reviews 2018; 5: CD009260. doi:10.1002/14651858.CD009260.pub3.

［4］Scottish Intercollegiate Guidelines Network (SIGN). SIGN 145: assessment, diagnosis and interventions for autism spectrum disorders. Edinburgh: SIGN, 2016. Available from: https://www.sign.ac.uk/assets/sign145.pdf. Accessed: 15 November 2018.

☆配套电子书
☆专业公开课
☆案例分析
☆行业资讯

扫码获取

缩略语

ADHD　　attention deficit hyperactivity disorder
注意力缺陷多动障碍

ADI‐R　　Autism Diagnostic Interview –
Revised
自闭症诊断访谈‐修订版

ADOS　　Autism Diagnostic Observation
Schedule
自闭症诊断观察时间表

AMAB/AFAB　　assigned male at birth/assigned
female at birth
出生时指定为男性 / 出生时指定为女性

ASC　　autism spectrum condition
自闭症谱系病症

ASD　　autism spectrum disorder
自闭症谱系障碍

ASDI　　Asperger Syndrome (and high‐
functioning autism) Diagnostic Interview
阿斯伯格综合征（和高功能自闭症）诊断访谈

ASSQ　　Autism Spectrum Screening
Questionnaire
自闭症谱系筛查问卷

BNF　　British National Formulary
英国国家处方集

CAMHS　　Child and Adolescent Mental Health
Services
儿童和青少年心理健康服务

CAST　　Childhood Autism Spectrum Test
儿童自闭症谱系测试

CBT　　cognitive behavioural therapy
认知行为疗法

CGH　　Comparative Genomic Hybridisation
比较基因组杂交

CI　　confidence interval
置信区间

CNV　　copy number variation
拷贝数变异

3Di　　Developmental, Dimensional and
Diagnostic Interview
发展性、维度和诊断访谈

DISCO　　Diagnostic Interview for Social and
Communication Disorders
社交和沟通障碍诊断性访谈

DSM　　Diagnostic and Statistical Manual
诊断和统计手册

DVLA　　Driver and Vehicle Licensing Agency
英国交通管理局

EHCP　　Education, Health and Care Plan
教育、卫生和保健计划

GARS　　Gilliam Autism Rating Scale
吉列姆自闭症评分量表

GV　　gender variance
性别差异

ICD   International Classification of Disease
国际疾病分类

ID   intellectual disability
智力障碍

IEP   Individual Education Plan
个人教育计划

LADS   Leeds Autism Diagnostic Service
利兹自闭症诊断服务

LD   learning disability
学习障碍

MMR   measles, mumps, and rubella
麻疹、流行性腮腺炎和风疹

NICE   National Institute for Health and
Clinical Excellence
英国国家卫生与临床优化研究所

OCD   obsessive compulsive disorder
强迫症

OR   odds ratio
优势比

PD   personality disorder
人格障碍

PDA   pathological demand avoidance
病理性需求回避

PDD - NOS   pervasive developmental disorder
not otherwise specified
未另行说明的普遍性发育障碍

PECS   Picture Exchange Communication
System
图片交换沟通系统

RAADS - R   Ritvo Autism Asperger
Diagnostic Scale - Revised
利托自闭症阿斯伯格诊断量表 - 修订版

SENCO   Special Educational Needs
Coordinator
特殊教育需求协调员

SIGN   Scottish Intercollegiate Guidelines
Network
苏格兰校际指南网络

SMART   Specific, Measurable, Achievable,
Realistic, Timely
具体、可衡量、可实现、现实、及时

SNP   single nucleotide polymorphism
单核苷酸多态性

SSRI   selective serotonin reuptake inhibitor
选择性 5- 羟色胺再吸收抑制剂

STOMP   Stopping Over - Medication of
People
停止过度用药

TEACCH Treatment and Education of
Autistic and related Communication handicapped
Children
自闭症及相关沟通障碍儿童的治疗与教育

WHO   World Health Organization
世界卫生组织

扫码获取
☆配套电子书
☆专业公开课
☆案例分析
☆行业资讯